FORSCHUNGSBERICHTE DES LANDES NORDRHEIN-WESTFALEN

Nr. 2182

Herausgegeben im Auftrage des Ministerpräsidenten Heinz Kühn
und des Ministers für Wissenschaft und Forschung Johannes Rau
von Leo Brandt

Dr. med. Dipl.-Psych. Jochen Tägert

*Gollwitzer-Meier-Institut an der Universität Münster
in Bad Oeynhausen*

Direktor: Prof. Dr. med. Ludwig Delius

Diagnostische Probleme in der Rehabilitation von Kreislaufkranken

Ein Beitrag aus psychologischer Sicht

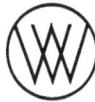

WESTDEUTSCHER VERLAG · OPLADEN 1971

ISBN 978-3-663-06240-0   ISBN 978-3-663-07153-2 (eBook)
DOI 10.1007/978-3-663-07153-2

Verlags-Nr. 012182

© 1971 by Westdeutscher Verlag GmbH, Opladen

Gesamtherstellung: Westdeutscher Verlag ·

Inhalt

Fragestellung 5

I. Teil
Psychische Korrelate der körperlichen Leistungsfähigkeit 7

Erster Untersuchungsabschnitt
Eine Faktorenanalyse von körperlichen und psychischen Daten an einer Stichprobe von Gesunden 7

A. Einleitung 7

B. Methodik 7
  1. Zusammenstellung der Stichprobe 7
  2. Technische Durchführung einiger Verfahren 8
  3. Zeitlicher Ablauf der Untersuchungen 9
  4. Auswahl der Variablen für die Faktorenanalyse 10

C. Beschreibung einer Faktorenlösung 10

Zweiter Untersuchungsabschnitt
Ein Mittelwertvergleich von Gesunden und Kreislaufkranken 13

A. Einleitung 13

B. Methodik 13
  1. Zusammenstellung der Stichprobe 13
  2. Untersuchungsverfahren 14
  3. Zeitlicher Ablauf und Medikation 14
  4. Parallelisierung der Stichproben 14

C. Ergebnisse 15

D. Diskussion 16

Dritter Untersuchungsabschnitt
Beziehungen zwischen Fragebogendimensionen und einigen Aspekten körperlicher Leistungsfähigkeit bei Infarktkranken 17

A. Einleitung 17

B. Methodik 17

C. Ergebnisse 18

D. Diskussion 19

Zusammenfassende Interpretation der ersten 3 Untersuchungsabschnitte ... 20

II. Teil
Einige formale Aspekte der diagnostischen Gültigkeit von Herzfrequenzmessungen 22

A. Einleitung 22

B. Methodik 23

C. Ergebnisse 24

D. Diskussion 25

Schlußfolgerungen 27

Literaturverzeichnis 29

Anhang 30

Fragestellung

Die Methodik bestimmter Arbeitsbereiche wird weitgehend durch Mentalität und Ausbildung ihrer professionellen Vertreter geprägt. Diese Prägung deckt sich nicht immer mit den sachlichen Erfordernissen des Arbeitsbereiches. Der skizzierte Sachverhalt ist allgemein bekannt – er zwingt zu einer gelegentlichen Überprüfung herkömmlicher Arbeitsweisen durch fachfremde Disziplinen. Eine solche Überprüfung kann gewisse Einseitigkeiten und Versäumnisse aufdecken. Neben dieser kritischen Rolle liefert sie gelegentlich auch Vorschläge für eine Neugestaltung des Herkömmlichen.

Betrachtet man nun die Rehabilitationen von Kreislaufkranken, so fällt die unbestrittene Vorherrschaft der Mediziner in diesem Arbeitsgebiet auf. Die Vorherrschaft erfaßt auch den Bereich der *Diagnostik*, der sich überwiegend auf der Grundlagenforschung von Arbeits- und Sportphysiologie, Kardiologie und verwandten medizinischen Fächern aufbaut. Entsprechend dem Themenkreis dieser Disziplinen spielen insbesondere Kreislauffunktionsprüfungen und spirometrische Verfahren eine dominierende Rolle. Sie sollen dem spezifischen Anspruch der Rehabilitations-Diagnostik genügen, nämlich das individuelle körperliche Leistungsniveau des Patienten zu erfassen.

Der diagnostische Anspruch dieser traditionellen medizinischen Verfahren läßt sich von einer Reihe verschiedener Nachbardisziplinen aus überprüfen. Einer der denkbaren Standpunkte ist der Standpunkt der *psychologischen Diagnostik*. Macht man sich die Sichtweise dieser Disziplin zu eigen, so liegen zwei Fragen auf der Hand, von denen die erste als »inhaltlich«, die zweite als »formal« zu bezeichnen ist.

Die inhaltliche Frage lautet: *Gibt es der psychologischen Diagnostik zugängliche Faktoren, welche die Messung der körperlichen Leistungsfähigkeit beeinflussen?*

Die formale Frage lautet: *Genügen die herkömmlichen Verfahren der körperlichen Leistungsdiagnostik den methodischen Kriterien der Testtheorie, wie sie im Rahmen der psychologischen Diagnostik entwickelt worden sind?*

Beide Fragen können natürlich in ihrem globalen Ansatz nicht beantwortet werden; für die durchzuführenden Untersuchungen müssen sie in einer kurz zu erläuternden Form spezifiziert werden.

ad 1) Es ist unmöglich, sämtliche Verfahren der psychologischen Diagnostik zu sämtlichen Verfahren der körperlichen Leistungsdiagnostik in Beziehung zu setzen. Statt dessen muß eine mehr oder weniger willkürliche Auswahl erfolgen. Entsprechend werden aus dem psychologischen Bereich bestimmte Persönlichkeitsmerkmale herausgegriffen, die durch Fragebogen sowie psychologische Leistungstests erfaßt werden; die Messung der körperlichen Leistungsfähigkeit wird vor allem durch einige Kreislauffunktionsprüfungen und spirometrische Tests repräsentiert.

ad 2) Im Mittelpunkt der psychologischen Testtheorie steht das Kriterium der »Validität« bzw. der »diagnostischen Gültigkeit« [19, 28] – dieses Kriterium ist in einer Reihe von verschiedenen Einzeluntersuchungen auf den Bereich der Kreislauffunktionsprüfungen angewandt worden (siehe unter anderem [6, 9, 27]). Auf der anderen Seite ist nur wenig über die *relative* Validität der einzelnen in den Funktionsprüfungen enthaltenen Parameter bekannt. Insbesondere erscheint die dominierende Rolle des Arbeitspulses nicht ausreichend fundiert. In der Folge wird nun ein Beitrag zur Klärung versucht, der von den Korrelationen zwischen verschiedenen Modifikationen der Herzfrequenzmessung und anderen Aspekten der körperlichen Leistungsfähigkeit ausgeht.

Das skizzierte Programm wird in verschiedenen Abschnitten bearbeitet, die einander zum Teil überschneiden. Abschließend werden die Ergebnisse zusammengefaßt und in ihrer Beziehung zu den beiden eingangs gestellten Fragen diskutiert. Zugleich mit der Beantwortung sowohl der »inhaltlichen« als auch der »formalen« Frage läßt sich die Rolle der psychologischen Diagnostik innerhalb der Rehabilitation von Kreislaufkranken abgrenzen.

I. Teil
Psychische Korrelate der körperlichen Leistungsfähigkeit

Erster Untersuchungsabschnitt
Eine Faktorenanalyse von körperlichen und psychischen Daten an einer Stichprobe von Gesunden

A. Einleitung

Will man die Beziehungen zwischen verschiedenen Verfahrensbereichen prüfen, so stellt sich die Frage nach dem optimalen Ansatz der Beziehungsanalyse. Sie läßt sich nicht generell beantworten. Die Auswahl wird sich weitgehend nach pragmatischen Gesichtspunkten richten – wie zum Beispiel der Verfügbarkeit von bestimmten Programmen innerhalb der größeren Rechenzentren. Entsprechend wurde die Faktorenanalyse ausgewählt, welche trotz aller theoretischen und praktischen Mängel ihren Wert in der Strukturierung eines umfangreichen Datenmaterials besitzt.

Die Voraussetzungen und Implikationen dieses umstrittenen Verfahrens können hier nicht im einzelnen erläutert werden (siehe die zusammenfassenden Darstellungen von HARMAN und ÜBERLA [20, 34]). Ziel der Faktorenanalyse ist es, eine Fülle von Korrelationen auf eine relativ geringe Zahl von mathematisch definierten Dimensionen bzw. Faktoren zurückzuführen, welche im umgekehrten Schluß eine Reproduktion der ursprünglichen Korrelationen ermöglichen. Das Auffinden solcher Dimensionen gestattet eine Aussage über die »wahre« Verbundenheit verschiedener Variablen. Eng verbunden sind solche Variablen, denen hohe »Ladungen« in der gleichen Dimension gemeinsam sind. Demgegenüber ist die direkte Interpretation von Einzelkorrelationen problematisch, da sie die interferierenden Einflüsse von dritten, vierten ... Variablen nicht abzuschätzen vermag.

Sollen jetzt die Beziehungen zwischen psychologischen Variablen einerseits, Aspekten der körperlichen Leistungsfähigkeit andererseits untersucht werden, so muß die Fragestellung dem Analysenkonzept angepaßt werden. Gemäß dem Konzept der Faktorenanalyse wird also die folgende Frage formuliert:
Liefert eine Faktorenanalyse von psychischen und somatischen Daten Dimensionen, welche hohe gemeinsame Ladungen körperlicher Leistungstests einerseits, psychologischer Variablen andererseits besitzen?

B. Methodik

1. Zusammenstellung der Stichprobe

Das Kollektiv der untersuchten Gesunden setzt sich aus 60 männlichen Angestellten eines technischen Betriebes zusammen, die sich nach einem schriftlichen Durchlauf sowie anschließender mündlicher Unterrichtung freiwillig zur Verfügung stellten. Der Tenor der Unterrichtung lautete, daß die geplanten Untersuchungen einerseits wissenschaftlichen Interessen dienten, andererseits dem Untersuchten gewisse Auskunft über seine körperliche und seelische Leistungsfähigkeit zu liefern vermöchten. Entsprechend dem auf Freiwilligkeit begründeten Teilnahmemodus ist die Zusammensetzung der Stichprobe nicht als auslesefrei zu bezeichnen. Die Auslesefreiheit wird weiter dadurch verletzt, daß der schriftliche Aufruf nur solche Patienten adressierte, die sich selber als gesund einschätzten bzw. sich zum Untersuchungszeitpunkt nicht in ärztlicher Behandlung befanden. Schließlich mußten insgesamt 8 Versuchspersonen mit pathologischen Befunden hinsichtlich Ruhe-EKG, Röntgen-Thoraxaufnahme, Blutdruckmessung bzw. Blutsenkungsreaktion von den weiteren Untersuchungen ausgeschlossen und in hausärztliche Betreuung verwiesen werden. Da nun die genannten Verfahren in das ausgewertete Datenmaterial eingehen, muß in der Folge die Möglichkeit systematischer Beeinflussung der Resultate durch die a-priori-Festlegung von »gesund–krank« berücksichtigt werden.

Die dem Stichprobenumfang N = 60 entsprechende Zahl von Messungen wird für eine Reihe von Variablen nicht erreicht. Dieses Fehlen ist durchweg auf technische bzw. organisatorische Gründe zurückzuführen, die in keiner systematischen Beziehung zur Fragestellung stehen.

2. Technische Durchführung einiger Verfahren

Die Erhebung der Variablen kann nicht durchweg im Detail dargestellt werden. Eine relativ eingehende Darstellung soll nur für die zentralen Verfahrensbereiche »Kreislauffunktionsprüfungen« sowie »psychologische Tests« erfolgen.

a) Kreislauffunktionsprüfungen

Sämtliche Untersuchungen dieses Verfahrensbereiches werden unter gleichzeitiger Registrierung der bipolaren Extremitätenableitungen sowie einer unipolaren linkspräkordialen Brustwandableitung durchgeführt. Die Ableitung des Extremitäten-EKGs erfolgt von beiden Armen sowie linkem und rechtem Unterbauch, die Brustwandelektrode wird zwischen den konventionellen Ableitungspunkten V_4 und V_5 plaziert. Zur Bestimmung der minütlichen Herzfrequenz werden 6 R–R-Abstände ausgezählt; die Bestimmung der übrigen EKG-Parameter erfolgt durch Mittelung von jeweils 3 beliebig gewählten Komplexen innerhalb der 6 Kammeraktionen.

Valsalvasche Preßdruckprobe

Versuchsperson hat im Liegen maximalen Preßdruck gegen ein Mundstück auszuüben, das an ein Quecksilbermanometer angeschlossen ist. Aufforderung zum Abbruch des Pressens 10 Sekunden nach Preßbeginn (Preßbeginn markiert durch Steigen der Quecksilbersäule).

Die Auswertung weicht von der sonst üblichen ab: Gemittelt werden jeweils die einzelnen Parameter aus den 3 Kammeraktionen mit der *kürzesten* Dauer. Weiterhin werden innerhalb der 25 Sekunden nach Preßende die 3 Kammeraktionen mit der *längsten* Dauer berücksichtigt. Entsprechend werden maximale pressorische Tachykardie und maximale postpressorische Bradykardie erfaßt.

Stehtest

Patient richtet sich aus liegender Position zu 10minütigem Stehen auf.

Ergospirometrie

Versuchsperson wird in liegender Stellung an einen geschlossenen, volumenstabilisierten Spirografen angeschlossen. Nach einer 10minütigen Vorbereitungsperiode 18minütige Belastung mit 60 Watt an einem tretzahlunabhängigen Fahrradergometer (laut Instruktion ist Tretzahl zwischen 40 und 60 Umdrehungen einzuhalten). Anschließend 10 Minuten Pause. Danach 6 Minuten Belastung mit 100 Watt. Während die älteren Versuchspersonen ihr ergometrisches Programm jetzt beendet haben, wird der jüngere Teil der Stichprobe (46 Jahre und jünger) unmittelbar anschließend weitere 6 Minuten mit 150 Watt belastet.

Hinsichtlich der registrierten Parameter siehe Anhang, Tab. 1.

b) Psychologische Testverfahren

Freiburger Persönlichkeitsinventar: von FAHRENBERG und SELG entwickelter Persönlichkeitsfragebogen [16].
Eine Faktorenanalyse der einzelnen Items ergab 12 getrennt zu verrechnende Dimensionen, deren Benennung sich im Anhang findet (siehe Tab. 1, Variablen 1–12).

Aufmerksamkeits-Belastungstest: von BRICKENKAMP entwickeltes Testverfahren [7], ähnlich dem Bourdon-Durchstreichtest.
Versuchsperson hat in möglichst großem Tempo relevante Zeichen aus einem großen Angebot von irrelevanten Zeichen herauszustreichen. Ausgewertet wird:
1. die Gesamtzahl der durchmusterten Zeichen ($= d_2$ I)
2. Gesamtzahl minus Fehlerzahl ($= d_2$ II).

Konzentrationsleistungstest: von DÜKER und LIENERT entwickeltes Verfahren [11].
Versuchsperson muß eine Reihe einfacher Additionen und Subtraktionen ausführen. Ausgezählt wird:
1. die Gesamtzahl der in Angriff genommenen Aufgaben ($=$ KLT I)
2. Gesamtzahl minus Fehlerzahl ($=$ KLT II).

Zahlenreihen aus dem Intelligenzstrukturtest von AMTHAUER [1].
Versuchsperson hat jeweils das Prinzip der Verknüpfung einer Folge von Zahlen zu erkennen und die Folge entsprechend fortzusetzen. Ausgezählt wird die Zahl der richtig fortgeführten Zahlenfolgen ($=$ IST, ZR).

Flimmer-Verschmelzungsgrenze: Prinzip wird als bekannt vorausgesetzt. Berechnet wird die Summe der kritischen Frequenzen bei vier verschiedenen Lichtstärken.

Reaktionszeit: Bestimmung erfolgt mit Hilfe eines EKG-Schreibers, Papiervorschub 100 mm/Sek. Optisches Signal = eingezeichneter Strich auf EKG-Papier. Geforderte Reaktion: Verschiebung der Position des Hitzeschreibers durch Knopfdruck. Reaktionszeit läßt sich als räumlicher Abstand zwischen Signal und Schreiberverschiebung ausmessen.

Am Rande wird noch kurz der *Dynamometerversuch* beschrieben.
Die Versuchsperson wird aufgefordert, »zur Probe« eine Kraft von 14 kg (entsprechend Skaleneinteilung) zu entwickeln. Anschließend hat sie anzugeben, welche Maximalleistung sie für erreichbar hält. Diese Maximalleistung ist dann innerhalb eines Zeitraumes von 3 Minuten zu erbringen – Zahl der Versuche und Intervalle werden dem Ermessen der Versuchsperson überlassen. Ausgewertet werden die Maximalleistung, Zahl der Versuche sowie die Differenz »geschätzte minus tatsächliche Maximalleistung« (diese Differenz wird zur Vermeidung negativer Zahlen jeweils mit 100 addiert).

3. Zeitlicher Ablauf der Untersuchungen

Das Meßprogramm wurde für jede einzelne Versuchsperson nach dem folgenden Schema abgewickelt:
8.15 Uhr Blutabnahme nüchtern, anschließend Frühstück
9.15 Uhr Ruhespirometrie
        Allgemeine Untersuchung einschließlich kurzer Anamnese
        Ruhe-EKG
        Valsalva-Preßdruckprobe
        Stehtest
        Ergospirometrie

11.45 Uhr Röntgenologische Herzvolumenbestimmung (zur Methodik siehe [31], S. 9)
　　　　　anschließend Mittagessen
13.30 Uhr Psychologische Testverfahren und Dynamometerversuch
Untersuchungsende ca. 15 Uhr.

4. Auswahl der Variablen für die Faktorenanalyse

Von vornherein wurde versucht, eine möglichst große Zahl von Variablen zu erfassen. Entsprechend werden neben den Verfahrensbereichen der körperlichen Leistungsprüfungen sowie der psychologischen Tests noch einige konstitutionelle Variablen sowie Laborwerte berücksichtigt, deren Einfluß auf die erwähnten Verfahrensbereiche zumindest zu diskutieren ist. Insgesamt setzt sich die Liste der erhobenen Daten aus 113 Parametern zusammen. Aus diesem Gesamtsatz erfolgt dann die Auswahl der Variablen für die Faktorenanalyse. Entscheidend für die Auswahl sind 3 Kriterien:

1. Vollständigkeit der Messungen:
Die Zahl fehlender Beobachtungen darf 3 nicht überschreiten – das heißt, jede der in der Faktorenanalyse berücksichtigten Variablen ist an mindestens 57 Versuchspersonen erhoben worden.

2. Normalität der Verteilung:
Variablen, deren Verteilungsform grob (Signifikanzkriterium 1%) von Normalität abweicht, werden nicht berücksichtigt.

3. Vermeidung der Häufung von »ähnlichen« Daten:
Als ähnlich sind dabei Wiederholungen von Messungen unter variierten Bedingungen zu betrachten. Ähnlich sind weiterhin verschiedene Auswertungsmodi des gleichen psychologischen Tests. Das Prinzip der »Häufigkeitsvermeidung« wird im Falle der Herzfrequenzmessung nicht berücksichtigt, da ihre verschiedenen Modifikationen von besonderem Interesse für unsere Fragestellung sind (siehe oben).

Werden die Kriterien an die Gesamtzahl von 113 Parametern angelegt, so bleibt ein Satz von 41 Parametern übrig (siehe Tab. 1).

Die einzelnen Schritte der Faktorenanalyse: Für die 41 ausgewählten Variablen werden die Pearsonschen Koeffizienten der Produkt–Moment-Korrelationen berechnet und in einer Matrix zusammengestellt. Die Lösung des Kommunalitätenproblems erfolgt in zweifacher Form: Als Maximalschätzung wird die Kommunalität = 1 gesetzt, als Minimalschätzung der Kommunalität wird die quadrierte multiple Korrelation eingesetzt. Im Anschluß an die Faktorenextraktion wird nach Varimax-Kriterium zur orthogonalen Einfachstruktur rotiert.

C. Beschreibung einer Faktorenlösung

Von vielen vorliegenden Lösungen wird die 11-Faktorenlösung des Extraktionsverfahrens mitgeteilt, das auf der Minimalschätzung der Kommunalität (= quadrierte multiple Korrelation) beruht. Die Entscheidung für die Minimalschätzung der Kommunalität fällt leicht, da diese als relativ »vorsichtiger« Ansatz einerseits Überinterpretationen verhindert, andererseits die Maximalschätzung der Kommunalität keine wesentlichen neuen Gesichtspunkte liefert. Die Entscheidung für die Zahl von 11 extrahierten Faktoren erfolgte nach dem Eigenwertkriterium (Extraktion aller Faktoren > 1). Dabei ist zu berücksichtigen, daß auf anderen Faktorenzahlen beruhende Lösungen ebenfalls keine neuen Gesichtspunkte ergaben. Insgesamt erfaßt die mitgeteilte Faktorenlösung 64,8% der totalen Varianz. In der Folge wird für jeden der

11 Faktoren eine stichwortartige Interpretation geliefert, außerdem werden sämtliche Ladungen > 0,4 mitgeteilt. Weiterhin wird zur Beurteilung der Einfachstruktur die Zahl der Ladungen < 0,1 angegeben.

Faktor 1: Anteil an totaler Varianz   11,13%   21 Ldg < 0,1
Herzfrequenz Ruhe   0,89
QT   Ruhe   — 0,81
Herzfrequenz 60 Watt   0,78
Herzfrequenz pressorisch   0,84
Herzfrequenz 10 Minuten Stehen   0,84

Dieser Faktor wird entscheidend durch unter verschiedenen Bedingungen gemessene Herzfrequenzen bestimmt.

Faktor 2: Anteil an totaler Varianz   7,30%   23 Ldg < 0,1
Nervosität   0,78
Depressivität   0,81
Erregbarkeit   0,54
Gehemmtheit   0,53
Offenheit   0,73

Es handelt sich um einen reinen Fragebogenfaktor, der sich in Anlehnung an die Terminologie EYSENCKS als »Neurotizismus« bezeichnen läßt.

Faktor 3: Anteil an totaler Varianz   5,22%   20 Ldg < 0,1
Serumcholesterin   0,42
Diastolischer Blutdruck Ruhe   0,51
QRS   — 0,52
O_2-Verbrauch Ruhe   0,62

Ein Faktor mit Beziehungen zum herkömmlichen Gegensatzpaar Sympathikotonus-Vagotonus. Von Interesse ist die allerdings nicht sehr hohe Ladung des Cholesterinspiegels.

Faktor 4: Anteil an totaler Varianz   5,46%   21 Ldg < 0,1
KLT I   0,60
IST, ZR   0,46
Körpergewicht   0,55
Körpergröße   0,72
Vitalkapazität   0,54

Dieser Faktor liefert einen Aspekt der psychophysischen Leistungsfähigkeit, in den Körpergewicht und Körpergröße wohl durch ihren Zusammenhang mit spirometrischen Variablen eingehen.

Faktor 5: Anteil an totaler Varianz   4,85%   22 Ldg < 0,1
Atemfrequenz Ruhe   — 0,69
Atemfrequenz 60 Watt   — 0,74
Atemminutenvolumen 60 Watt   — 0,54

Es handelt sich um einen reinen Atmungsfaktor.

Faktor 6: Anteil an totaler Varianz   8,19%   19 Ldg < 0,1
Systolischer Blutdruck Ruhe   0,62
Systolischer Blutdruck 1 Minute Stehen   0,57
Systolischer Blutdruck nach Belastung   0,75
PQ   — 0,47
Atemminutenvolumen 60 Watt   0,61
O_2-Verbrauch 60 Watt   0,67

Ein Faktor vegetativer Regulation, der sich wie Faktor 3 in das Gegensatzpaar sympathikoton–vagoton einordnen läßt.

Faktor 7: Anteil an totaler Varianz   4,5%   22 Ldg < 0,1
Dynamometer, Maximalleistung   0,57
P-Höhe   0,72
PQ   0,50

Dieser Faktor repräsentiert schwer zu interpretierende Beziehungen zwischen der supraventrikulären Erregungsausbreitung und einem Aspekt der »Muskelkraft«.

Faktor 8: Anteil an totaler Varianz   3,57%   25 Ldg < 0,1
Serumharnsäure   — 0,69
Herzfrequenz postpressorisch   0,56

Es handelt sich um einen Faktor mit relativ niedrigem Varianzanteil ohne Beziehungen zu unserer Fragestellung.

Faktor 9: Anteil an totaler Varianz   4,54%   19 Ldg < 0,1
Geselligkeit   — 0,62
IST, ZR   — 0,41
Negativitätsbeginn   — 0,69

Dieser Faktor enthält als einzige Dimension wesentliche *gemeinsame* Ladungen durch psychologische und EKG-Parameter.

Faktor 10: Anteil an totaler Varianz   6,32%   22 Ldg < 0,1
Alter   0,64
d_2 II   — 0,57
Diastolischer Blutdruck 1 Minute Stehen 0,45
Vitalkapazität   — 0,61
Atemgrenzwert   — 0,76

Eine den 4. Faktor ergänzende Dimension, die sich als altersabhängiger Aspekt der psychophysischen Leistungsfähigkeit deuten läßt.

Faktor 11: Anteil an totaler Varianz   3,73%   20 Ldg < 0,1
Erregbarkeit   0,50
Dominanz   0,48
Systolischer Blutdruck Ruhe   — 0,47

Dieser einen relativ geringen Varianzanteil repräsentierende Faktor verknüpft niedrige Blutdruckwerte mit 2 Fragebogendimensionen.

Am Rande sollen kurz einige Mängel der referierten Faktorenlösungen aufgezeigt werden:
1. Die Korrelations-Matrix wird nicht hinreichend aufgelöst (Prüfung entsprechend der Näherungsformel von Lawley und Maxwell).
2. Ein erheblicher Anteil der totalen Varianz wird nicht erfaßt.
3. Eine Reihe von Faktoren genügt nicht den Kriterien des Bargmann-Tests bei der Prüfung auf Signifikanz der Einfachstruktur.

Die geschilderten Mängel ergeben sich aus der Heterogenität der einzelnen Variablen mit schroffen Übergängen von einem Methodenbereich zum anderen. Sie lassen einerseits eine weitergehende Interpretation der einzelnen Faktoren als wenig ratsam erscheinen, andererseits repräsentieren sie einen Sachverhalt, der auch inhaltlich in mehreren Faktoren zum Ausdruck kommt: Danach wird die Struktur des gesamten Variablensatzes wesentlich durch Zuordnung der einzelnen Variablen zu methodischen Bereichen wie »Fragebogen«, »EKG«, »Atmung« usw. repräsentiert (siehe unten).

Für unsere Fragestellung ist interessant, daß die Faktoren 4 und 10 Beziehungen zwischen körperlicher Leistungsfähigkeit und psychischen Faktoren zeigen. Dabei repräsentiert Faktor 10 die Altersabhängigkeit psychischer und spirometrischer Leistungen, die Konstellation des Faktors 4 ist keiner entsprechend einfachen Deutung zugänglich. Denkbar ist eine Verknüpfung der psychologischen und spirometrischen Daten durch das Bindeglied der individuellen Motivation: Personen, die sich in der Situation des psychologischen Tests stärker anstrengen, geben sich auch im Verlauf der Ruhespirometrie mehr Mühe. Im Gegensatz zu der Verknüpfung zwischen psychologischen und spirometrischen Leistungstests steht die weitgehende Isolierung von Herzfrequenzmessungen einerseits, Fragebogendaten andererseits. Diese Isolierung drückt sich in überwiegend methodisch definierten Dimensionen aus. Sie stellt sich nicht nur in der referierten Faktorenlösung dar, sondern ist statt dessen auch auf anderen Stufen der Faktorenextraktion sowie im Falle einer maximalen Schätzung der Kommunalität nachzuweisen. Nimmt man auf die ursprüngliche Fragestellung Bezug, so läßt sich der geschilderte Sachverhalt in folgender Form spezifizieren:
Fragebogendaten zeigen keine wesentlichen Beziehungen zu Aspekten der körperlichen Leistungsfähigkeit, Herzfrequenzmessungen lassen sich weder mit anderen Aspekten körperlicher Leistungsfähigkeit noch mit psychischen Daten verknüpfen.

Zweiter Untersuchungsabschnitt
Ein Mittelwertvergleich von Gesunden und Kreislaufkranken

A. Einleitung

Der erste Untersuchungsabschnitt behandelte einige Beziehungen zwischen psychischen und körperlichen Merkmalen bei *Gesunden*. Anschließend erhebt sich die Frage, inwieweit die gezogenen Schlüsse auch auf die Stichproben von Kreislaufkranken übertragen werden dürfen. Ein erster Schritt zur Lösung besteht darin, die Ausstattung entsprechender Stichproben hinsichtlich der genannten Merkmale zu vergleichen.

B. Methodik

1. Zusammenstellung der Stichprobe

a) Gesunde
Siehe Methodik, erster Untersuchungsabschnitt.

b) Infarktkranke
Die Gruppe setzt sich aus Angehörigen der BfA (Bundesversicherungsanstalt für Angestellte) zusammen, die nach überstandenem Infarkt eine Kur absolvieren. Personen, deren Anamnese bzw. Befund kardiale Insuffizienzerscheinungen, Rhythmusstörungen, einen insulinbedürftigen Diabetes oder einen Hypertonus der Schweregrade 2–4 enthält, werden nicht berücksichtigt. Übrig bleiben 44 Patienten mit einem durchschnittlichen Intervall von 13,3 Monaten zwischen Infarktereignis und Untersuchungstermin (Extremfälle 2 bzw. 45 Monate).

c) Patienten mit »vegetativen Kreislaufstörungen«
Es handelt sich um Angestellte, die mit einer entsprechenden Diagnose durch den ärztlichen Dienst der BfA zur Kur geschickt werden. Patienten mit schwerwiegenden internen oder orthopädischen Leiden werden nicht berücksichtigt. Es bleibt eine Gruppe von insgesamt 20 Versuchspersonen.

2. Untersuchungsverfahren

Die durchgeführten Verfahren lassen sich in folgende methodische Bereiche gliedern:

a) EKG während Ruhe, Stehen, Valsalva-Preßdruckversuch, Ergometerbelastung mit 60 Watt.
b) Spirometrie (Vitalkapazität, Tiffeneau, Atemgrenzwert, Atemfrequenz und Atemvolumen in Ruhe und bei Ergometerbelastung von 60 Watt).
c) Blutdruck während Ruhe, Stehen sowie vor Ergometerbelastung.
d) Blutuntersuchung (BSG, Cholesterin, Harnsäure).
e) Dynamometerversuch.
f) Psychologischer Fragebogen (Freiburger Persönlichkeitsinventar).
g) Psychologische Leistungstests (Aufmerksamkeits-Belastungstest d_2, Konzentrationsleistungstest, Zahlenreihe aus dem Intelligenz-Strukturtest, Messung von Flimmerverschmelzungsgrenze und Reaktionszeit).

Die im einzelnen erhobenen Parameter finden sich in den Tab. 2–4.
Hinsichtlich der spiroergometrischen Daten ist zu vermerken, daß nur solche ausgewertet werden, die an ein und demselben Ergometer erhoben wurden. Entsprechend werden die Ergebnisse für die vegetativ Labilen sowie eine Untergruppe der Infarktkranken nicht referiert, da sie an einem 2. (nach Eichung nicht absolut vergleichbaren) Ergometer erhoben worden sind. Weiterhin wird auf eine Mitteilung der Daten für höhere Wattstufen verzichtet, da jenseits von 60 Watt mehrere Infarktkranke unter Angabe von »Herzschmerzen«, »Erschöpfung« usw. von sich aus abbrachen. Entsprechend ist für diese höheren Belastungsstufen eine Verzerrung der Stichprobe durch Auslese von besonders »leistungsfähigen« Patienten anzunehmen.

3. Zeitlicher Ablauf und Medikation

Für die Patienten war kein zeitliches Schema der Untersuchungsabfolge durchzuführen, wie es für die Gesunden vorliegt (siehe Methodik, 1. Abschnitt). Bei einem Teil der Patienten mußten aus organisatorischen Gründen die Untersuchungen an 2 verschiedenen Tagen durchgeführt werden, in jedem Fall erfolgten »psychologische« bzw. »somatische« Messungen jeweils en bloc.
Hinsichtlich der Medikation galten folgende Bedingungen:
Psychopharmaka, Antihypertensiva und Koronardilatatoren wurden für den Untersuchungstag abgesetzt; die bei einigen Infarktkranken verordneten Glykoside wurden mindestens 8 Tage vor dem Untersuchungstermin abgesetzt.

4. Parallelisierung der Stichproben

Zuerst werden Gesunde und Infarktkranke miteinander verglichen. Dabei setzt sich die Stichprobe der Infarktkranken aus den 20 Patienten zusammen, für welche die Daten der 60-Watt-Belastung vorliegen (siehe Untersuchungsverfahren). Ihnen wird eine Gruppe von 20 Gesunden in der Form gegenübergestellt, daß immer ein Gesunder einem Patienten hinsichtlich Alter, Körpergröße, Körpergewicht sowie der alternativen Dimension Raucher–Nichtraucher möglichst genau entspricht.

Dabei wird hinsichtlich des Nikotinkonsums das Verhalten der Infarktkranken zum Zeitpunkt des *Infarkteintritts* dem Verhalten der anderen Gruppen zum Zeitpunkt der *»Untersuchung«* gleichgestellt. Danach gelten als Raucher auch solche Infarktpatienten, die das Rauchen nach dem Infarkt eingestellt haben. Diese unterschiedliche Behandlung der Gruppen erscheint zweckmäßig, da alle Infarktkranken striktes Rauchverbot durch behandelnde Ärzte erfahren haben, ohne daß ein entsprechender Außeneinfluß für die anderen Gruppen nachzuweisen ist.

Auf eine genauere quantitative Darstellung des Nikotinkonsums wird verzichtet, da die Angaben zum Teil sehr ungenau sind. Das niedrigste angegebene Quantum liegt bei 4 Zigaretten.

Anschließend wird das Kontingent der 20 vegetativ Labilen mit einer Gruppe von 20 Gesunden verglichen, welche nach dem soeben geschilderten Auslesemodus – »Matchen« hinsichtlich Alter, Körpergröße, Körpergewicht, Nikotinkonsum – zusammengestellt worden ist. Zuletzt werden die 20 vegetativ Labilen mit einer Gruppe von 20 Infarktkranken verglichen; eine Parallelisierung läßt sich in diesem Falle nur hinsichtlich des Alters durchführen. Die Gegenüberstellung beider Patientengruppen muß also Unterschiede hinsichtlich Körpergröße, Körpergewicht und Nikotinkonsum in Rechnung stellen.

Die Prüfung der Mittelwertunterschiede auf Zufallswahrscheinlichkeit erfolgt mit Hilfe des t-Tests (siehe Tab. 2–7). Außerdem wurden noch die Varianzen mit Hilfe des Bartlett-Tests auf Gleichheit geprüft – die Ergebnisse dieses Tests werden nicht aufgeführt, da sie nur im Einzelfall Bedeutung für unser Thema gewinnen (siehe unten).

C. Ergebnisse

1. Vergleich (siehe Tab. 2)

20 Gesunde (mittleres Alter 46,8 Jahre; mittleres Gewicht 80,4 kg; mittlere Größe 175 cm; Verhältnis Raucher : Nichtraucher 17 : 3) werden mit 20 Infarktkranken (mittleres Alter 47,2 Jahre; mittleres Körpergewicht 81,9 kg; mittlere Körpergröße 175,4 cm; Verhältnis Raucher : Nichtraucher 17 : 3) verglichen. In den einzelnen methodischen Bereichen ergeben sich die folgenden signifikanten ($p < 0,05$) Unterschiede:

a) *EKG*: Die registrierten Parameter liefern keinen signifikanten Unterschied. Insbesondere vermag die unter verschiedenen Bedingungen registrierte Herzfrequenz beide Gruppen nicht zu differenzieren.
b) *Spirometrie*: Die Infarktkranken haben eine höhere Atemfrequenz und ein größeres Atemvolumen während der Ergometerbelastung.
c) *Blutdruck*: Die Gruppe der Infarktkranken hat einen höheren durchschnittlichen diastolischen Ruhewert sowie höhere systolische Werte während des Stehens.
d) *Blutuntersuchung*: Die Infarktkranken liegen erheblich höher hinsichtlich BSG und Cholesterinspiegel.
e) *Dynamometerversuch*: Die Gesunden absolvieren mehr Versuche.
f) *Fragebogen*: Die Infarktkranken zeigen sich irritierbarer und weniger gehemmt.
g) *Leistungstests*: Die Flimmerverschmelzung der Gesunden liegt höher als die der Infarktkranken.

2. Vergleich (siehe Tab. 3)

20 Gesunde (mittleres Alter 44,7 Jahre; mittleres Körpergewicht 78,3 kg; mittlere Körpergröße 174,4 cm; Verhältnis Raucher : Nichtraucher 9 : 11) werden mit 20 vegetativ Labilen (mittleres Alter 44,8 Jahre; mittleres Körpergewicht 74,8 kg; mittlere Körpergröße 172,3 cm; Verhältnis Raucher : Nichtraucher 9 : 11) verglichen.

a) *EKG*: Als einziger signifikanter Unterschied findet sich ein höheres P in II bei den vegetativ Labilen.
b) *Spirometrie*: Keine signifikanten Unterschiede.
c) *Blutdruck*: Die vegetativ Labilen haben einen höheren diastolischen Ruhewert.
d) *Blutuntersuchung*: Die vegetativ Labilen liegen höher hinsichtlich ihres Cholesterinspiegels.

e) *Dynamometerversuch* : Keine signifikanten Unterschiede.
f) *Fragebogen* : Die vegetativ Labilen zeigen sich »nervöser«, »irritierbarer«, »gehemmter« und liefern eine relativ feminine Selbstdarstellung.
g) *Psychologische Leistungstests*: Die Gesunden haben eine höhere Flimmerverschmelzungsgrenze und eine kürzere Reaktionszeit.

3. Vergleich (siehe Tab. 4)

20 Infarktkranke (mittleres Alter 45,6 Jahre; mittleres Körpergewicht 82,6 kg; mittlere Körpergröße 176,3 cm; Verhältnis Raucher: Nichtraucher 19 : 1) werden 20 vegetativ Labilen (mittleres Alter 44,8 Jahre; mittleres Körpergewicht 74,8 kg; mittlere Körpergröße 172,3 cm; Verhältnis Raucher : Nichtraucher 9 : 11) gegenübergestellt.

a) *EKG :* Keine signifikanten Unterschiede.
b) *Spirometrie :* Keine signifikanten Unterschiede.
c) *Blutdruck :* Keine signifikanten Unterschiede.
d) *Blutuntersuchung:* Infarktkranke liegen höher hinsichtlich des Cholesterinspiegels.
e) *Dynamometerversuch :* Keine signifikanten Unterschiede.
f) *Fragebogen :* Infarktkranke zeigen sich weniger gehemmt als vegetativ Labile.
g) *Psychologische Leistungstests :* Keine signifikanten Unterschiede.

D. Diskussion

Für unsere Fragestellung sind insbesondere die Unterschiede in den Bereichen »EKG«, »Spirometrie«, »Dynamometerversuch«, »psychologischer Fragebogen« und »psychologische Leistungstests« von Belang.

Eine Interpretation der Blutdruckwerte erscheint wenig sinnvoll, da diese zu den Auslesekriterien bei der Zusammenstellung der Stichproben gehörten (siehe Methodik 1. und 2. Untersuchungsabschnitt); die Implikationen des Cholesterinspiegels sowie des Nikotinkonsums sind an anderer Stelle diskutiert worden [33].

Dabei fällt auf, daß 1. psychologische Tests die Patientengruppen gut von den Gesunden zu differenzieren vermögen, 2. daß die EKG-Parameter – insbesondere die Herzfrequenzmessungen – wie auch die spirometrischen Maximalleistungen (Vitalkapazität, Tiffeneau, Atemgrenzwert) wenig ergiebig hinsichtlich einer Differenzierung sind.

ad 1) Es ist wenig wahrscheinlich, daß die psychologischen Differenzen als spezifische Besonderheiten von Infarktkranken bzw. vegetativ Labilen interpretiert werden können, da *zwischen* beiden Patientengruppen ein signifikanter Unterschied nur hinsichtlich der Fragebogendimensionen »Gehemmtheit« zu registrieren ist. Statt dessen dürften die geschilderten Differenzen ein »patientenspezifisches« Verhalten in der Testsituation repräsentieren, zu dem einerseits eine leidende, beschwerdereiche Selbstdarstellung im Fragebogen gehört, andererseits ein wenig ehrgeiziges Agieren in den Leistungstests.

Eine noch größere Zahl psychologischer Unterschiede findet sich, wenn sämtliche Gesunde mit sämtlichen psychologisch untersuchten Patienten ohne Parallelisierung verglichen werden (siehe Tab. 5–7). Sowohl Fragebogen als auch Leistungstest liefern dann eine Reihe von zusätzlichen Differenzen, die allerdings zum Teil durch unterschiedliche Alterszusammensetzung der Gruppen zu erklären sind. In jedem Fall lassen sich die entsprechenden Ergebnisse ohne weiteres mit der soeben gelieferten Interpretation des Parallelisierungsvergleichs vereinbaren.

ad 2) Die relativ schlechte Differenzierungsfähigkeit der Herzfrequenzmessungen legt Zweifel an dem diagnostischen Wert dieser Parameter nahe, auf die im weiteren Verlauf noch eingegangen wird. Weiterhin ist zu vermerken, daß der Diagnose »vegetative

Kreislaufstörungen« kaum ein elektrokardiografisches Korrelat entspricht – auch hinsichtlich der Dimensionen »Blutdruck« und »Spirometrie« sind keine wesentlichen Befunde zu erheben. Es ist also anzunehmen, daß die Diagnose »vegetative Kreislaufstörungen« für unsere Patienten überwiegend auf Grund von subjektiven Angaben erfolgte – weniger auf Grund objektivierender Funktionsprüfungen.

Dagegen könnte eingewandt werden, daß ein Mittelwertvergleich vegetativen Regulationsstörungen nicht gerecht wird, da sich Extreme in »vagotoner« und »sympathikotoner« Richtung gegenseitig aufheben. Andererseits müßten sich nach dieser Hypothese signifikant größere Varianzen auf seiten der vegetativ Labilen finden – dieses ist nicht der Fall.

Dritter Untersuchungsabschnitt
Beziehungen zwischen Fragebogendimensionen und einigen Aspekten körperlicher Leistungsfähigkeit bei Infarktkranken

A. Einleitung

Nach dem klinischen Eindruck gehen bei bestimmten Infarktkranken Zeichen einer emotionalen Verunsicherung sowie Angaben körperlicher Leistungsminderung parallel. Natürlich ist dieser Eindruck für unser Thema von Belang, entsprechend soll seine Verifikation durch objektive Methodik versucht werden.
Der psychologische Aspekt des geschilderten Syndroms ist unter anderem durch den im bisherigen Verlauf eingesetzten Fragebogen zu erfassen, der mehrere Dimensionen einer allgemeinen emotionalen Labilität enthält (siehe Faktor 2 des ersten Untersuchungsabschnittes). Der somatische Aspekt läßt sich durch einen Satz von Daten repräsentieren, der ebenfalls bereits im Verlauf des Mittelwertvergleiches erhoben wurde.
Die psychosomatischen Korrelationen innerhalb der Stichprobe von vegetativ Labilen werden nicht mitgeteilt, da die Gruppenfrequenz sehr niedrig liegt.

B. Methodik

Die im folgenden untersuchte Stichprobe setzt sich zusammen aus dem im vorigen Abschnitt beschriebenen Gesamtkollektiv von Infarktkranken. Von den insgesamt 46 psychologisch untersuchten Infarktkranken absolvieren insgesamt 40 zusätzlich bestimmte somatische Messungen, die vollständig im Rahmen der Mittelwertvergleiche aufgeführt wurden (siehe Tab. 2–7).
Für die in der Einleitung genannte Fragestellung beschränken wir uns auf eine statistische Verarbeitung der Fragebogendimensionen sowie des folgenden – bestimmte Aspekte körperlicher Leistungsfähigkeit repräsentierenden – Datensatzes:

Vitalkapazität, Tiffeneau, Atemgrenzwert

Blutdruck systolisch und diastolisch
Atemfrequenz und Atemminutenvolumen } vor Belastung
Herzfrequenz

Atemfrequenz
Atemminutenvolumen } während Ergometerbelastung mit 60 W
Herzfrequenz

Röntgenologisch bestimmtes Herzvolumen
Dynamometerleistung

Das Fehlen einzelner Messungen hat technische Gründe, die in keiner systematischen Beziehung zum Untersuchungsthema stehen. Hinsichtlich der niedrigen Gruppenfrequenz für die spiroergometrische Belastung siehe Methodik, 2. Untersuchungsabschnitt.

Die erhobenen Daten werden nach Pearson interkorreliert. Mitgeteilt werden sämtliche Korrelationen zwischen Fragebogendimensionen einerseits, somatischen Variablen andererseits, die zumindest auf dem 5%-Niveau signifikant sind. Dabei können die interferierenden Einflüsse von Alter, Körpergewicht und Körpergröße vernachlässigt werden, da diese Parameter nur sehr niedrig mit den Fragebogendimensionen korrelieren (einzige Ausnahme bildet die auf 5%-Niveau signifikante Korrelation Maskulinität–Körpergewicht $r = 0{,}316$).

Auf eine weiterführende multivariate Verarbeitung des Datenmaterials wurde angesichts der relativ niedrigen Patientenzahl verzichtet.

C. Ergebnisse

Der Reihe nach werden jeweils alle signifikanten Korrelationen einer somatischen Variablen mit den verschiedenen Fragebogendimensionen aufgeführt. Auf dem 1%-Niveau signifikante Korrelationen werden *einfach*, auf dem 0,1%-Niveau signifikante *doppelt* unterstrichen:

Vitalkapazität	— *Fragebogen*	(N = 38)
	— Nervosität	$r = -0{,}439$
	— Depressivität	$r = -0{,}382$
	— Erregbarkeit	$r = -0{,}314$
	— Geselligkeit	$r = 0{,}316$
	— Gehemmtheit	$r = -0{,}370$
	— emotionale Labilität	$r = -0{,}385$
	— Maskulinität	$r = 0{,}393$
Tiffeneau	— *Fragebogen*	(N = 37)
	— Depressivität	$r = -0{,}383$
	— emotionale Labilität	$r = -0{,}346$
Atemgrenzwert	— *Fragebogen*	(N = 37)
	— Nervosität	$r = -0{,}335$
	— Depressivität	$r = -0{,}490$
	— Erregbarkeit	$r = -0{,}362$
	— Geselligkeit	$r = 0{,}330$
	— Gehemmtheit	$r = -0{,}384$
	— emotionale Labilität	$r = -0{,}527$
Systolischer Blutdruck vor Belastung	— *Fragebogen*	(N = 34)
	— Nervosität	$r = 0{,}458$
	— Gelassenheit	$r = -0{,}411$
	— Gehemmtheit	$r = 0{,}363$
	— Extraversion	$r = -0{,}426$

Diastolischer Blutdruck vor Belastung	— *Fragebogen*	(N = 34)
	— Nervosität	r = 0,508
	— Depressivität	r = 0,440
	— Gehemmtheit	r = 0,427
	— emotionale Labilität	r = 0,417
	— Maskulinität	r = − 0,467
Atemfrequenz vor Belastung	— *Fragebogen*	(N = 34)
	keine signifikanten Korrelationen	
Atemminutenvolumen vor Belastung	— *Fragebogen*	(N = 34)
	keine signifikanten Korrelationen	
Herzfrequenz vor Belastung	— *Fragebogen*	(N = 34)
	keine signifikanten Korrelationen	
Atemfrequenz während Belastung	— *Fragebogen*	(N = 20)
	— Erregbarkeit	r = 0,411
Atemminutenvolumen während Belastung	— *Fragebogen*	(N = 20)
	— Geselligkeit	r = − 0,551
	— Gehemmtheit	r = 0,461
	— Offenheit	r = 0,447
	— Extraversion	r = − 0,476
Herzfrequenz während Belastung	— *Fragebogen*	(N = 20)
	— Extraversion	r = − 0,520
Herzvolumen	— *Fragebogen*	(N = 31)
	— Nervosität	r = − 0,496
	— Maskulinität	r = 0,628
Dynamometerleistung	— *Fragebogen*	(N = 40)
	— Nervosität	r = − 0,423
	— Maskulinität	r = 0,377

D. Diskussion

Insgesamt bestehen 156 Möglichkeiten der Kombination zwischen psychischen und somatischen Daten. Innerhalb der Stichprobe von Gesunden finden sich 14 auf dem 5%-Niveau signifikante – davon 1 auf 1%-Niveau signifikante – Korrelationen; innerhalb der Infarktgruppe finden sich 34 auf 5%-Niveau signifikante – darunter 11 auf 1%-Niveau signifikante – Korrelationen (die theoretische Ausbeute an Zufallstreffern beträgt 8 auf 5%-Niveau signifikante bzw. 2 auf 1%-Niveau signifikante Korrelationen). Danach besteht also bei den Infarktkranken eine relative Häufung von psychophysischen Korrelaten. Im Einzelfall treten Fragebogendimensionen wie »Nervosität«, »Femininität«, »Introversion« usw. in einen korrelativen Zusammenhang mit somatischen Daten wie »kleines Herzvolumen«, »hohes Atemminutenvolumen« und »hohe Herzfrequenz bei Belastung«, »niedrige Werte hinsichtlich Vitalkapazität, Tiffeneau, Atemgrenzwert und Dynamometerleistung«.

Die Fragebogenmerkmale lassen sich zusammenfassen in ein Syndrom, das gewisse Berührungspunkte mit dem Eysenckschen Merkmalskomplex der »Dysthymie« bietet (welches die Fragebogendimensionen Neurotizismus und Introversion verknüpft [12, 13, 14]). Die somatischen Merkmale lassen sich interpretieren als ein Gemisch aus »hoher Blutdruck«, »Trainingsmangel« (kleines Herzvolumen; hohe Atemfrequenz und Herzfrequenz, großes Atemminutenvolumen bei Belastung) sowie »Hemmung bei maximalen Belastungen« (Vitalkapazität, Tiffeneau, Atemgrenzwert und Dynamometerleistung). Schwer abzuschätzen ist der zusätzliche Anteil von »situativer Erregtheit«, die sich sowohl in relativ hohen Blutdruckwerten als auch in hohen Werten hinsichtlich Atemvolumina und Herzfrequenz während Belastung ausdrücken könnte. In jedem Fall lassen sich die somatischen Daten zwanglos unter dem Oberbegriff »Minderung der körperlichen Leistungsfähigkeit« rubrizieren.

Zusammenfassend ist also festzustellen, daß einer »dysthymischen« Selbstdarstellung in den Fragebogendimensionen bis zu einem gewissen Grad eine objektivierbare Minderung der körperlichen Leistungsfähigkeit zu korrespondieren scheint.

Damit trifft die relative Isolierung von Fragebogendimensionen – wie sie innerhalb des Kollektivs der Gesunden zu finden war (siehe 1. Untersuchungsabschnitt) – für die Stichprobe der Infarktkranken *nicht zu.*

Zusammenfassende Interpretation der ersten 3 Untersuchungsabschnitte

In der Folge soll die einleitend aufgeworfene »inhaltliche« Frage aufgenommen werden, nämlich welche psychologischen Faktoren die Messung der körperlichen Leistungsfähigkeit beeinflussen.

Bei den Gesunden fand sich nur eine geringe Zahl von psychophysischen Korrelaten, am gewichtigsten erschien noch der Zusammenhang zwischen psychologischen und spirometrischen Maximalleistungen (siehe Faktor 4 und 10 des 1. Untersuchungsabschnittes). Diese relativ geringe Ausbeute entspricht dem Ergebnis einer anderen an Gesunden durchgeführten Korrelationsstudie [15].

Die von den Autoren der erwähnten Studie gezogenen Schlußfolgerungen lassen sich auch auf unsere Untersuchungen übertragen – insbesondere ist danach zu bezweifeln, daß lineare korrelationsstatistische Ansätze der Komplexität von psychophysischen Wechselbeziehungen gerecht werden. Auf der anderen Seite kann versucht werden, das Fehlen einer linearen Abhängigkeit zwischen bestimmten Verfahrensbereichen wie »Fragebogen« und »körperliche Leistungsmessungen« als Charakteristikum relativer Gesundheit zu werten. Für eine solche Interpretation spricht das abweichende Verhalten der entsprechenden Beziehungen bei den Infarktkranken. Hier scheint die Minderung körperlicher Leistungsfähigkeit in einen Zusammenhang mit Fragebogenmerkmalen zu treten, welche sich als »Dysthymie« im Sinne EYSENCKS interpretieren lassen.

Es muß offenbleiben, inwieweit der beschriebene Zusammenhang von psychischen und somatischen Merkmalen spezifisch für Infarktkranke ist – etwa als Ausdruck der von v. HATTINGBERG beschriebenen »Sekundärangst« [21]. Gegen eine solche krankheitsspezifische Deutung spricht die Tatsache, daß eine Korrespondenz von körperlicher Leistungsminderung und emotionaler Labilität auch bei »Herzneurotikern« beschrieben worden ist [32]. Die in diesem Rahmen diskutierte Kausalkette Angst–Schonhaltung–

körperliche Leistungsminderung ([32], Seite 18) erscheint für einen Teil der untersuchten Infarktkranken durchaus plausibel. Danach ist also eine angstvolle Schonhaltung anzunehmen, die sowohl in Trainingsmangel als auch in Hemmung bei maximalen Belastungen resultiert. Entsprechend können »objektive« Zeichen der körperlichen Leistungsminderung durchaus ein Symptom für Angst und Verunsicherung darstellen. Die Analyse solcher im engeren Sinne »psychosomatischen« Störungen dürfte häufig auf ärztliche Fehler führen – insbesondere ein Übermaß an Warnungen und restriktiven Maßnahmen. In anderen Fällen wird man auf primäre – je nach Schulrichtung als »Labilität«, »Neurose« oder ähnlich titulierte – Dispositionen stoßen.

Zu diskutieren ist noch, inwieweit die untersuchte Stichprobe repräsentativ für Infarktkranke ist. Vielleicht läßt sich das im 2. Untersuchungsabschnitt geschilderte »patientenspezifische« Verhaltensmuster – leidende, beschwerdereiche Selbstdarstellung und niedrige Leistungsmotivation – in irgendeiner Form mit dem Faktor »Kuraufenthalt« verknüpfen. Denkbar ist einerseits, daß Patienten mit dem geschilderten Verhaltensmuster bevorzugt in den Genuß einer Kur kommen; andererseits ist nicht auszuschließen, daß erst die dem Kuraufenthalt zuzuordnende Patientenrolle entsprechende Reaktionen prägt.

Die aufgeworfenen Fragen lassen sich nicht beantworten, weil zuwenig über die psychischen Implikationen von »Kranksein«, »Patientenstatus« sowie der Auslesekriterien für Kurmaßnahmen bekannt ist. Ihre Beantwortung ist um so schwieriger, als die Implikationen in einer mühevoll zu entwirrenden Wechselwirkung stehen dürften.

So kann die Schonhaltung nach einem Infarkt mit ihrem Korrelat der Leistungsminderung als ungünstiges Symptom gewertet werden und ihrerseits weitere Schonmaßnahmen, wie auch die Empfehlung eines Kuraufenthaltes auslösen. Ähnliche Wechselbeziehungen scheinen nach dem subjektiven Eindruck zwischen bestimmten linksthorakalen Mißempfindungen – deren gehäuftes Auftreten bei emotional labilen Patienten bekannt ist [29] – und ärztlichen Maßnahmen zu bestehen.

Zusammenfassend ist festzustellen, daß unsere Untersuchungen mehr Probleme aufwerfen, als sie zu lösen in der Lage sind. In jedem Fall können bei Kranken und Gesunden *unterschiedliche* Konstellationen der registrierten psychischen und somatischen Faktoren angenommen werden. Entsprechend erheben sich Zweifel, ob ein allgemein verbindliches – Gesunde und Kranke einschließendes – Konzept der »körperlichen Leistungsfähigkeit« sinnvoll und zweckmäßig ist. Auf diese Zweifel wird in der abschließenden Übersicht noch einmal eingegangen werden (siehe »Schlußfolgerungen«).

II. Teil
Einige formale Aspekte der diagnostischen Gültigkeit von Herzfrequenzmessungen

A. Einleitung

Eingangs war die Frage gestellt worden, inwieweit die Bestimmung des Arbeitspulses dem Validitätskriterium der *Testtheorie* zu entsprechen vermag. Ihre Beantwortung ist von praktischem Interesse, da die Mehrzahl herkömmlicher Leistungstests den Arbeitspuls als gewichtigen Parameter enthält [8, 22, 26, 31, 35].

Als Testtheorie läßt sich ein Zweig der diagnostischen Psychologie bezeichnen, welcher bestimmte Kriterien für die Güte psychometrischer Verfahren formuliert [19, 28]. Eine zentrale Rolle spielt das Kriterium der Validität bzw. Gültigkeit. Es gibt an, inwieweit ein Test den zu messenden Sachverhalt zu erfassen vermag. Bestimmen läßt sich es unter anderem als Korrelation zwischen Test und quantifizierbaren Aspekten des zu erfassenden Gegenstandes.

Die Untersuchungen des 1. Teils ergeben bereits einiges Material, welches Ansätze für eine Behandlung des gestellten Themas liefern kann. So fand sich im ersten Untersuchungsabschnitt ein Faktor, welcher den hohen korrelativen Zusammenhang zwischen verschiedenen Herzfrequenzmessungen bei Gesunden repräsentierte (Faktor 1). Zur Vervollständigung werden im Anhang noch einmal die Interkorrelationen zwischen sämtlichen in diesem Zusammenhang registrierten Herzfrequenzen aufgeführt (siehe Tab. 8). Dabei zeigt sich, daß auch in der Faktorenanalyse nicht erfaßte Daten – wie der 100-Watt- und der 150-Watt-Puls – in enger Beziehung zu anderen Herzfrequenzmessungen stehen.

Andererseits lieferte die beschriebene Faktorenlösung keine Anhaltspunkte für wesentliche Beziehungen zwischen Herzfrequenzmessungen und *anderen* Aspekten der körperlichen Leistungsfähigkeit. Zur Verdeutlichung dieses Sachverhaltes werden im Anhang einige Korrelationen zwischen den erwähnten Bereichen aufgeführt (siehe Tab. 9). Dabei fällt auf, daß insbesondere der Zusammenhang mit Maximalleistungen (spirometrische Daten und Dynamometerleistung) nur sehr locker ist.

Am höchsten ist noch die durchschnittliche Korrelation des 150-Watt-Pulses mit den anderen Aspekten körperlicher Leistungsfähigkeit. Andererseits wurden die 150-Watt-Daten nur an einem nicht repräsentativen Ausschnitt des Gesamtkollektivs erhoben: Es handelt sich um relativ junge (jünger als 46 Jahre) und belastbare (bis zum Ende des spiroergometrischen Pensums durchhaltende) Versuchspersonen.

Bei den Infarktkranken finden sich ebenfalls recht hohe Korrelationen zwischen den Herzfrequenzmessungen sowie nur lockere Beziehungen dieses Verfahrensbereiches zu anderen Aspekten körperlicher Leistungsfähigkeit. Zur Verdeutlichung des letztgenannten Sachverhaltes werden im Anhang die Korrelationen des 60-Watt-Pulses mit einigen anderen Parametern aufgeführt (siehe Tab. 10).

Die Resultate lassen sich im folgenden Satz zusammenfassen: Im Gegensatz zur relativ hohen wechselseitigen Verbundenheit von Herzfrequenzmessungen steht ihre relative Isolierung von anderen Kriterien der körperlichen Leistungsfähigkeit. Mit dieser Formulierung wird eine Kritik an der diagnostischen Validität des Arbeitspulses geübt, die durch den Mittelwertvergleich des 2. Untersuchungsabschnittes ergänzt werden kann. Danach ließen sich die Infarktkranken nicht signifikant von Gesunden hinsichtlich des 60-Watt-Pulses trennen. Die mangelnde Differenzierungsmöglichkeit des 60-Watt-Pulses kontrastiert nun zur täglichen Erfahrung, nach der Infarktkranke gegenüber

Gesunden häufig bereits auf recht niedrigen Wattstufen abbrechen, das heißt als weniger belastbar zu bezeichnen sind. *Entsprechend erhebt sich die Frage, inwieweit Herzfrequenzmessungen – insbesondere die während submaximaler Belastung registrierten – etwas über die Belastbarkeit von Infarktkranken auszusagen gestatten.*
Zur Beantwortung der gestellten Frage wird im folgenden eine zweite Stichprobe von Infarktkranken zusammengestellt. An dieser Stichprobe wird eine Reihe von Herzfrequenzmessungen durchgeführt, welche in Beziehung gesetzt werden zu einem Kriterium der individuellen Belastbarkeit. Anschließend wird geprüft, inwieweit diese Beziehungen durch krankheitsspezifische Merkmale – insbesondere das Auftreten von Belastungsstenokardien – beeinflußt werden. Im Mittelpunkt des Interesses steht dann ein *Vergleich* der verschiedenen Herzfrequenzmessungen hinsichtlich ihrer Treffsicherheit – das heißt, es wird untersucht, welche Messung das Kriterium der Belastbarkeit am besten zu schätzen vermag.

B. Methodik

Untersucht werden 57 Patienten, die als Angehörige der LVA, BfA bzw. Selbstzahler nach überstandenem Infarkt eine Kur absolvieren. Das durchschnittliche Alter der Stichprobe beträgt 47,7 Jahre ($\sigma = 7{,}1$ Jahre), das Intervall zum abgelaufenen Infarkt liegt zwischen den Extremwerten 3 bzw. 96 Monate. Die Auslesebedingungen nach Anamnese und Befund entsprechen denen des ersten Teils (siehe 2. Untersuchungsabschnitt, Methodik).
Vor Beginn der Untersuchungen wurde der Patient instruiert, sich bei stärkergradigen Stenokardien bemerkbar zu machen, im übrigen aber nach Möglichkeit das Pensum bis zum Ende zu absolvieren. Die Messungen der Herzfrequenz wurden dann in nachstehender Folge durchgeführt:

1. Nach 10 Minuten Stehen,
2. unmittelbar im Anschluß an Durchführung des Aufmerksamkeitsbelastungstests d_2 [7] durch Auszählen von 3 R–R-Abständen
3. nach 5minütigem Liegen unmittelbar vor Belastungsbeginn,
4. nach 5minütiger Ergometerbelastung (im Liegen) mit 60 Watt – 10 Minuten Pause,
5. nach 5minütiger Belastung mit 100 Watt
6. nach 3minütiger Belastung mit 120 Watt, die unmittelbar im Anschluß an die 100-Watt-Belastung durchgeführt wird.

Die Messung der Herzfrequenz erfolgte elektrokardiographisch (Ableitungspunkte siehe 1. Teil, 1. Untersuchungsabschnitt, Methodik) durch Auszählen von 6 R–R-Abständen. Zusätzlich wurden eine bipolare Extremitätenableitung sowie die unipolare Brustwandableitung kontinuierlich über Bildschirm registriert; bei irgendwelchen subjektiven oder elektrokardiographischen Veränderungen wurde jeweils das gesamte Ableitungsprogramm (3 bipolare und eine unipolare Ableitung, siehe oben) über Papierschreiber registriert.
Im Laufe der statistischen Auswertung werden zunächst die registrierten Herzfrequenzen nach dem Pearsonschen Verfahren interkorreliert. Anschließend wird geprüft, welche Messung die Belastbarkeit der Patienten am besten zu schätzen vermag. Als Kriterium der Belastbarkeit gilt dabei der Sachverhalt, ob der Patient die Belastung bis zum Ende der letzten Stufe (3 Minuten, 120 Watt) durchhält oder nicht. Der Zusammenhang zwischen Herzfrequenzmessung und dem Alternativkriterium der Belastbarkeit wird jeweils als punkt-biserialer Korrelationskoeffizient angegeben.

Weiterhin wird noch untersucht, inwieweit die Angabe von thorakalen Mißempfindungen zusätzliche Information hinsichtlich der Belastbarkeit vermittelt. Zu diesem Zweck wird die Gesamtheit der Patienten in 3 Gruppen aufgeteilt:

1. Patienten ohne thorakale Sensationen.
2. Patienten mit »atypischen« thorakalen Mißempfindungen, die in Ruhe bzw. Abhängigkeit von Wetterwechsel und emotionaler Belastung auftreten.
3. Patienten mit »typischen« Stenokardien, die in strenger Abhängigkeit von körperlicher Belastung auftreten.

Die Zuordnung zu den Kategorien erfolgt jeweils auf Grund einer kurzen Anamnese *vor* Beginn der Herzfrequenzmessungen.

C. Ergebnisse

Alle 57 Patienten absolvieren die Messungen während Ruhe, Stehen und nach psychologischem Test. Die Ergometerbelastung wird dagegen nur von 25 Patienten bis zum Ende durchgestanden. Dabei fallen 2 Patienten auf der 60-Watt-Stufe vorzeitig aus – beide unter Angabe von heftigen Stenokardien, denen in einem Fall EKG-Veränderungen in Form einer ischämischen ST-Senkung korrespondieren*.
Bei 7 Patienten wurde auf eine Durchführung der 100-Watt-Stufe verzichtet: Sie klagten gegen Ende der noch vollständig absolvierten 60-Watt-Stufe über stärkere Stenokardien, denen in 6 Fällen ischämische Veränderungen des Kammerendteils entsprachen. Von den Patienten, welche die 100-Watt-Stufe in Angriff nehmen, fallen insgesamt 4 vorzeitig aus. Von den 4 brechen 3 Patienten unter Angabe von Stenokardien ab (in 2 Fällen korrespondierende Veränderungen des Kammerendteils), der 4. bricht wegen »Erschöpfung« ab (korrespondierend ischämische Veränderungen des Kammerendteils). Es verbleiben 44 Patienten, die unmittelbar im Anschluß an die 5minütige 100-Watt-Belastung als letzte Stufe eine 3minütige 120-Watt-Belastung in Angriff nehmen. Von diesen 44 scheiden 19 vorzeitig aus, davon einer unter Angabe von Stenokardien (ohne korrespondierende EKG-Veränderungen). Die restlichen 18 geben durchweg »Nicht-mehr-Können« bzw. »Schmerzen in den Beinen« als Gründe an.
Faßt man zusammen, so wird bei 13 Patienten in Abstimmung zwischen Arzt und Patienten vorzeitig abgebrochen, da Stenokardien erheblichen Grades angegeben werden. Davon finden sich in 9 Fällen korrespondierende ischämische Veränderungen des Kammerendteils. 20 Patienten brechen auf eigene Faust ab. Grund ist jeweils »Nicht-mehr-Können« bzw. »Schmerzen in den Beinen«. Dabei finden sich nur in 2 Fällen ischämische Veränderungen des Kammerendteils. Ein Abbruch ausschließlich auf Veranlassung des Versuchsleiters – etwa infolge von EKG-Veränderungen – erfolgt in keinem einzigen Fall.

In diesem Zusammenhang ist zu vermerken, daß nur in 2 Fällen erhebliche ischämische EKG-Veränderungen auf dem Bildschirm sichtbar wurden, ohne daß eine korrespondierende subjektive Symptomatik in Form von Stenokardien zu verzeichnen war. Rhythmusstörungen wurden, abgesehen von vereinzelt auftretenden ventrikulären Extrasystolen, nicht registriert.

---

* Als ischämische EKG-Veränderungen werden aufgefaßt:
  1. Senkungen der ST-Strecke um mindestens 1 mV unter PQ-Niveau, sofern sie einen angenähert plateauförmigen Verlauf zeigen.
  2. Negativierung von in Ruhe positiven bzw. isoelektrischen T's.

In der Folge soll der kardiale Abbruchfaktor »Stenokardien« vorerst vernachlässigt werden. Entsprechend werden statistische Berechnungen nur für die Gruppe der 44 Patienten durchgeführt, welche die 100-Watt-Stufe bis zum Ende absolviert haben.

Von diesen Patienten bricht nur einer unter Angabe von Stenokardien ab. in 18 Fällen zwingen »Nicht-mehr-Können« bzw. »Schmerzen in den Beinen« zum Abbruch (siehe oben).

Die Mittelwerte dieser Gruppe hinsichtlich Alter und Frequenzmessungen werden in Tab. 11 angegeben. Die Korrelationen zwischen den einzelnen Herzfrequenzmessungen finden sich in Tab. 12. Dabei ist zu verzeichnen, daß sämtliche Korrelationen zumindest auf dem 0,1%-Niveau signifikant sind.

Die punktbiserialen Korrelationen zwischen Herzfrequenzmessung und dem Alternativkriterium der Belastbarkeit (vorzeitiger Abbruch einerseits, Durchhalten bis zum Ende andererseits) werden in Tab. 13 angegeben; mit einer Ausnahme (Korrelation zwischen »Herzfrequenz nach Test« – Alternativkriterium) sind sämtliche Koeffizienten auf dem 5%-Niveau signifikant.

Anschließend erfolgt die Aufteilung des Gesamtkollektivs je nach Stenokardietyp. Es ergeben sich folgende Untergruppen:

1. 14 Patienten ohne thorakale Mißempfindungen.
2. 28 Patienten mit »atypischen« Sensationen.
3. 15 Patienten mit streng belastungsabhängigen Stenokardien.

Von der 1. Gruppe absolvieren 8 die Belastung bis zum Ende, von der 2. Gruppe 17, von der 3. Gruppe kein einziger Patient. Die Relationen von Absolventen und Nichtabsolventen stimmen in den ersten beiden Kategorien nahezu überein. In krassem Kontrast dazu steht die Relation von 0:15 in der 3. Kategorie. Von diesen 15 Nichtabsolventen geben 3 unter Angabe von »Nicht-mehr-Können« auf – in einem Fall finden sich korrespondierende ischämische Veränderungen des Kammerendteils. Bei den restlichen 12 erfolgt der Abbruch unter Angabe von Stenokardien – korrespondierende EKG-Veränderungen finden sich in 8 Fällen. Eine Bezugnahme auf die oben angeführten Zahlen ergibt, daß mit einer Ausnahme sämtliche kardial bedingten Abbrüche aus der 3. Patienten-Kategorie stammen. Dabei scheint kein wesentlicher Zusammenhang zwischen der Angabe von Belastungsstenokardien und der Belastungsfrequenz zu bestehen – der durchschnittliche 60-Watt-Puls der 3. Kategorie (N = 13) beträgt 105 im Gegensatz zu 108 auf seiten der restlichen 42 Patienten.

Dieser Vergleich muß berücksichtigen, daß beide Gruppen in einigen wesentlichen Merkmalen differieren; durchschnittliches Alter der 3. Kategorie 49,6 Jahre gegenüber 46,7 Jahren auf seiten der restlichen 42 Patienten; durchschnittliche Körpergröße 170,3 cm gegenüber 172,7 cm; durchschnittliches Gewicht 76,4 kg gegenüber 77,9 kg.

D. *Diskussion*

Von besonderem Interesse für unser Thema ist eine Analyse der Tab. 12 und 13. Hinsichtlich der Korrelationen zwischen den Herzfrequenzmessungen bestätigt sich der hohe durchschnittliche Zusammenhang, wie er sich bereits für die Gesunden ergeben hatte (siehe 1. Teil). Besonders hoch ist auch hier wieder die Korrelation zwischen den Watt-Stufen 60 und 100. Bei einem Koeffizienten $r = 0,95$ resultieren ca. 90% gemeinsame Varianz, das heißt, daß beide Meßreihen einander nahezu identisch zu reproduzieren vermögen.

Die hohen Korrelationen zwischen den verschiedenen Messungen spiegeln sich in ihren *relativen* Beziehungen zum Alternativkriterium der Belastbarkeit wieder. Entsprechend sind die Unterschiede zwischen den verschiedenen punktbiserialen Koeffizienten nicht sehr groß. Insbesondere liegen die Koeffizienten für Ruhe-, 60-Watt- und 100-Watt-Puls auf nahezu gleicher Höhe. Der Ruhepuls vermag also fast ebenso gut wie der Arbeitspuls vorauszusagen, ob ein Patient die Ergometerbelastung bis zum Ende durchzustehen vermag oder nicht. Mit anderen Worten: Bei der gegebenen Fragestellung hätte man gar nicht erst mit der Ergometerbelastung beginnen müssen, sondern hätte sich mit der Information durch den Ruhepuls begnügen können.

Von Interesse ist weiterhin eine Beurteilung des absoluten Informationswertes der referierten Korrelationen. Die maximal erreichten Koeffizienten in Höhe von 0,37 sind zwar auf dem 5%-Niveau signifikant, können andererseits nicht als sehr eng bezeichnet werden. Zur Verdeutlichung dieses Sachverhaltes mag der Versuch dienen, aus dem individuellen 60-Watt-Puls jeweils die Belastbarkeit – das heißt Abbruch bzw. Durchhalten – zu schätzen. Dabei ergibt sich für die ausgelesene Stichprobe von 44 Patienten eine optimale Schätzung, wenn alle Patienten mit einer Frequenz < 113 als »durchhaltend«, alle Patienten mit einer Frequenz > 113 als »abbrechend« eingestuft werden. Die Fehlerquote beträgt in diesem Fall 10 von insgesamt 44 Schätzungen.

Werden nun sämtliche 55 Patienten, welche die 60-Watt-Stufe absolviert haben, einbezogen, so ergibt sich als optimale Schätzung (als Kriterium dient wieder $<$ bzw. > 113) eine Fehlerquote von 18. Die Erhöhung dieser Quote ist überwiegend auf stenokardiebedingte Abbrüche zurückzuführen. Wird also als zusätzliche Information die Angabe des Stenokardietyps verwertet – Patienten der 3. Kategorie werden als »abbrechend« eingestuft –, so sinkt die Fehlerquote auf 8 von insgesamt 57 Schätzungen. Ein fast gleich gutes Ergebnis läßt sich erzielen, wenn Stenokardietyp und Ruhepuls (als Kriterium dient Puls $<$ bzw. > 80) kombiniert werden – in diesem Fall beträgt die Fehlerquote 9 von 57.

Insgesamt ist also zu folgern, daß der Arbeitspuls *kein* überlegenes Diagnostikum für das gewählte Kriterium der maximalen Belastbarkeit darstellt. *Seine absolute Vorhersagekraft läßt sich zwar durch Kombinationen mit dem anamnestischen Datum »Belastungsstenokardien« verbessern, ist andererseits in isolierter wie auch kombinierter Form nahezu gleichwertig durch den Ruhepuls zu ersetzen.*

Ein weiteres – in diesem Rahmen nur am Rande interessierendes – Problem stellt die Funktion des Belastungs-EKGs als *Provokationstest* dar. Läßt man die in unserem Patientengut überwiegend harmlosen Rhythmusstörungen (vornehmlich in Form von vereinzelten ventrikulären Extrasystolen) unberücksichtigt, so stellt sich die Frage nach dem Auftreten von Stenokardien und ischämischen EKG-Veränderungen. Hinsichtlich der subjektiven Symptomatik ist zu vermerken, daß von den insgesamt 13 stenokardiebedingten Abbrüchen bereits 12 durch die Anamnese vorauszusagen waren (entsprechend der Zuordnung zur 3. Patientenkategorie); von den insgesamt 11 registrierten ischämischen Kammerendteilveränderungen sind 10 der Patientengruppe mit dem anamnestischen Datum »Belastungsstenokardien« zuzuordnen. Entsprechend sind Zweifel anzumelden, ob das Belastungs-EKG als Provokationstest von großem Wert ist – die Anamnese scheint solche pathologischen Reaktionen mit einem recht hohen Grad an Wahrscheinlichkeit vorauszusagen. Die relative Ergiebigkeit der Anamnese spiegelt sich auch darin wieder, daß von insgesamt 15 in der 3. Kategorie eingestuften Patienten nur 2 den Belastungstest »symptomlos« (= ohne Stenokardien oder Kammerendteilveränderungen) absolvierten. – Ähnliche Bedenken hinsichtlich der »Unentbehrlichkeit« des Belastungs-EKGs sind kürzlich auch für einen anderen diagnostischen Bereich – Früherfassung der ischämischen Herzerkrankungen – geäußert worden [2].

Die referierten Ergebnisse korrespondieren anderen Untersuchungen, nach denen der Arbeitspuls *bei älteren Personen kein* ausreichendes Diagnostikum der körperlichen Leistungsfähigkeit darstellt [18, 24]. Weiter demonstrieren sie einen Mangel vieler Validitätsstudien im Bereich der Leistungsdiagnostik: Danach wird für *einen* Test die

Korrelation mit *einem* Kriterium der Leistungsfähigkeit berechnet und aus der Höhe des Koeffizienten ein Schluß auf die Brauchbarkeit des Tests gezogen. Ein solcher Schluß ist aber erst dann fundiert, wenn die Kriterium-Korrelationen *verschiedener* Verfahren *untereinander* verglichen werden. Insbesondere muß ein Test als unbrauchbar bezeichnet werden, wenn er durch konventionelle, einfach zu erhebende Daten wie Beschwerdebild und Ruhepuls ersetzt werden kann.

Schlußfolgerungen

Zuerst werden noch einmal kurz die Antworten auf die eingangs gestellten Fragen zusammengefaßt:

1. Infarktkranke zeigen ein bei Gesunden nicht zu beobachtendes Syndrom von emotionaler Labilität und körperlicher Leistungsminderung. Entsprechend können in dieser Gruppe objektive Zeichen der Leistungsminderung auf Verhaltensstörungen, insbesondere angstneurotischen Gepräges hinweisen. Die Analyse solcher Störungen wird primäre von sekundär krankheitsbedingten abtrennen müssen. Unter den letzteren dürften sich auch iatrogene Reaktionen finden.
2. Sowohl für Gesunde als auch für Infarktkranke sind Zweifel an der diagnostischen Validität des Arbeitspulses anzumelden. Darüber hinaus dürften zur Zeit keine Belastungsprüfungen existieren, die Anspruch auf umfassende und ökonomische Erfassung der körperlichen Leistungsfähigkeit von Kreislaufkranken erheben können. Insbesondere steht ein Nachweis aus, daß solche Prüfungen traditioneller klinischer Diagnostik - wie Anamnese, Blutdruckmessung, Ruhe-EKG, Röntgen-Thoraxaufnahme usw. - ein Wesentliches an Informationsgewinn hinzufügen können.

Die referierten Ergebnisse regen dazu an,

1. einige Aufgabenbereiche der psychologischen Diagnostik zu definieren,
2. bestimmte Implikationen des Begriffs »körperliche Leistungsfähigkeit« zu überprüfen.

ad 1) Nach den aufgeführten inhaltlichen und formalen Beiträgen liegen dankbare Aufgaben der psychologischen Diagnostik in folgenden Bereichen:

a) In der Analyse von krankheitsabhängigen Verhaltensstörungen
Dabei erscheinen Untersuchungen vom Querschnittstyp - wie die im ersten Teil durchgeführten - nicht auszureichen, um Faktoren wie »Patientenstatus«, »ärztliche Einwirkung«, »Sekundärangst« usw. voneinander abzugrenzen. Insbesondere wird jeweils die Rolle von primären, krankheitsunabhängigen Persönlichkeitsmerkmalen offenbleiben. Demgegenüber sind gewisse Aufschlüsse von *Längsschnittstudien* zu erhoffen, welche psychische und somatische Daten in den individuellen Stadien von Gesundheit, Krankheit und Genesung registrieren. Entsprechende Vorhaben lassen sich nun nicht im organisatorischen Rahmen der Rehabilitation verwirklichen, eher in Frage kommt ein Anschluß an die umfangreichen Längsschnittprogramme der epidemiologischen Forschung.

b) *In einer Mitarbeit bei der Konstruktion und Zusammenstellung von geeigneten Leistungstests*
Überblickt man die Literatur der körperlichen Leistungsdiagnostik, so finden sich etliche Ansätze zu einer Anwendung von testtheoretischen Kriterien auf bereits etablierte Leistungstests (siehe zum Beispiel [3, 4, 6, 9, 23, 27]; eine relativ umfassende Literaturübersicht liefert BLOHMKE [5]). Auf der anderen Seite sind bis auf die Bemühungen von FALLS, ISMAIL und Mitarbeitern [17, 25] kaum Bemühungen erkennbar, schon in der Phase von *Konstruktion und Zusammenstellung* testtheoretische Kriterien anzuwenden. Statt dessen überwiegen physiologische Modellvorstellungen, nach denen bestimmte Parameter, wie zum Beispiel »Herzvolumen«, »Körpergewicht«, »Arbeitspuls«, »maximale O_2-Aufnahme«, zu Faustformeln zusammengefügt werden. Es erscheint nun sinnvoll, diese Vorstellungen durch testtheoretische Prinzipien zu ergänzen und von Anfang an die Auswahl und Kombination geeigneter Parameter nach Kriterien wie Rehabilität, interner und externer Validität usw. zu treffen [19, 28].

ad 2) Gemäß stillschweigender Übereinstimmung erscheint der Begriff »körperliche Leistungsfähigkeit« gut geeignet, die diagnostischen Probleme der Rehabilitation auf einen gemeinsamen Nenner zu bringen.

Als Beispiel seien die folgenden immer wieder auftretenden Fragestellungen erwähnt: Kann Patient A wieder in seinem alten Beruf arbeiten? Welche maximale Wattstufe ist dem Patienten B während des körperlichen Trainings zuzumuten? Soll dem Patienten C sportliche Betätigung empfohlen werden?

Nach den vorliegenden Untersuchungen wie auch internistisch-gutachterlichen Überlegungen [10] ist aber zu bezweifeln, daß ein solcher gemeinsamer Nenner in Abstraktion von psychologischen und klinischen Aspekten zu formulieren ist.

So liegen zum Beispiel bei Infarktkranken wesentliche Begrenzungen der »körperlichen Leistungsfähigkeit« im emotionalen wie auch im kardialen Bereich; entsprechend verliert dieser Begriff gegenüber den bei Gesunden herrschenden Verhältnissen an Relevanz. Anderseits wird der traditionelle Begriff – zu dem ein traditionelles Repertoire von überwiegend spirometrischen und kardiovaskulären Funktionsprüfungen gehört – bei einer Erweiterung um psychologische und klinische Aspekte ins Uferlose ausgedehnt. Insgesamt erscheint es also zweckmäßig, Probleme wie »Berufsfähigkeit«, »Dosierung von körperlichem Training« usw. unter *Verzicht auf terminologische Vorentscheidungen* zu untersuchen. Ein solcher Verzicht impliziert die gemeinsame Berücksichtigung von klinischen, psychologischen wie auch spezifisch leistungsdiagnostischen Gesichtspunkten. Eine relative Wertung dieser Gesichtspunkte kann dann nach formalen Kriterien erfolgen, wie sie zum Beispiel durch die Testtheorie formuliert worden sind. Solange entsprechende Untersuchungen fehlen, fehlt auch dem Führungsanspruch bestimmter Verfahrensbereiche die empirische Grundlage.

Literaturverzeichnis

[1] AMTHAUER, R., Intelligenz-Struktur-Test, Göttingen 1953.
[2] BLACKBURN, H., The exercise electrocardiogram, in Blackburn H. (ed.), Measurement in exercise electrocardiography, Springfield, Illinois, 1969.
[3] BLOHMKE, M., H. STUMPF und O. STELGER, Verh. dtsch. Ges. Kreisl.-Forsch. 32, 123 (1966).
[4] BLOHMKE, M., H. STUMPF, O. STELGER und W. D. ARIES, Int. Z. angew. Physiol. 23, 1 (1966).
[5] BLOHMKE, M., Belastungstest des Kreislaufs in Epidemiologie und Präventivmedizin, Heidelberg 1969.
[6] BORG, G., und DAHLSTROM, Acta physiol. scand. 55, 353 (1962).
[7] BRICKENKAMP, R., Test d 2. Aufmerksamkeitsbelastungstest, Göttingen 1962.
[8] BURKHART, K., und H. W. KIRCHHOFF, Z. Kreisl. Forsch. 54, 783 (1965).
[9] DAHLSTROM, H., E. in IOKL und E. SIMON (eds.), Reliability and validity of some fitness tests, International research, sport and physical education, Springfield, Illinois, 1964.
[10] DELIUS, L., Der med. Sachverständige 54, 73 (1958).
[11] DÜKER, H., und G. A. LIENERT, Konzentrations-Leistungstest, Göttingen 1959.
[12] EYSENCK, H. J., Dimensions of personality, London 1947.
[13] EYSENCK, H. J., The structure of human personality, London 1953.
[14] EYSENCK, H. J., The dynamics of anxiety and hysteria, London 1957.
[15] FAHRENBERG, J., und M. MYRTEK, Z. exp. angew. Psychol. 13, 222 (1966).
[16] FAHRENBERG, J., und H. SELG, Das Freiburger Persönlichkeitsinventar FPI, Göttingen 1970.
[17] FALLS, H. H., A. H. ISMAIL und D. F. MACLEOD, J. Sports Med. phys. fitness 5, 185 (1965).
[18] GADERMANN, E., H. JUNGMANN, A. METZNER und B. SCHULZ, Kongreßber. 72. Tgg. Nordwestdtsch. Ges. Inn. Med., Lübeck 1969.
[19] GULLIKSEN, H., Theory of mental tests, New York 1950.
[20] HARMAN, H. H., Modern factor analysis, Chicago 1960.
[21] V. HATTINGBERG, I., Med. Klin. 60, 1113, 1150 (1965).
[22] HETTINGER, TH., und K. RODAHL, Dtsch. med. Wschr. 85, 553 (1960).
[23] HOLLMANN, W. O., C. BOUCHARD, H. VENRATH und G. HERKENRATH, Z. Kreislauf-Forsch. 54, 647 (1965).
[24] HOLLMANN, W., W. BARG, G. WEYER und H. HECK, Med. Welt 21, 1280 (1970).
[25] ISMAIL, A. H., H. B. FALLS und D. F. MACLEOD, J. appl. Physiol. 20, 991 (1965).
[26] KALTENBACH, M., H. KLEPZIG und B. TSCHIRDEWAHN, Med. Klinik 59, 248 (1964).
[27] LARSON, L. A., J. Exptl. Educ. 7, 214 (1939).
[28] LIENERT, G. A., Testaufbau und Testanalyse, Weinheim 1961.
[29] LOVELL, R. R. H., und A. VERGHESE, Brit. med. J. 3, 327 (1967).
[30] MÜLLER, E. A., Arbeitsphysiol. 14, 271 (1950).
[31] REINDELL, H., K. KÖNIG und H. ROSKAMM, Funktionsdiagnostik des gesunden und kranken Herzens, Stuttgart 1967.
[32] RICHTER, H. E., und D. BECKMANN, Herzneurosen, Stuttgart 1969.
[33] TÄGERT, J., Z. Kreisl.-Forsch., 59, 744 (1970)
[34] ÜBERLA, K., Faktorenanalyse, Berlin–Heidelberg–New York 1968.
[35] WAHLUND, H., Acta med. scand. Suppl. 215 (1948).

Anhang

Tab. 1   Gesamtverzeichnis der an Gesunden registrierten Variablen

1. *Nervosität*
2. Aggressivität
3. *Depressivität*
4. *Erregbarkeit*
5. *Geselligkeit*
6. *Gelassenheit*
7. *Dominanz*
8. *Gehemmtheit*
9. *Offenheit*
10. Extraversion
11. Emotionale Labilität
12. Maskulinität
13. *Alter*
14. d_2 I
15. d_2 II
16. *KLT*   *I*
17. KLT   II
18. *IST,   ZR*
19. Flimmerverschmelzungsgrenze
20. *Reaktionszeit*
21. Blutsenkungsreaktion 1. h
22. Blutsenkungsreaktion 2. h
23. *Serumcholesterin*
24. *Serumharnsäure*
25. *Dynamometer, Maximalleistung*
26. *Dynamometer, Schätzung*
27. *Dynamometer, Versuchszahl*
28. *RR systolisch*   *Ruhe*
29. *RR diastolisch*   *Ruhe*
30. *RR systolisch*   *1. min Stehen*
31. *RR diastolisch*   *1. min Stehen*
32. RR systolisch   10. min Stehen
33. RR diastolisch   10. min Stehen
34. RR systolisch   vor Belastung
35. RR diastolisch   vor Belastung
36. *RR systolisch*   *nach Belastung*
37. *RR diastolisch*   *nach Belastung*
38. *Herzfrequenz*   *Ruhe*
39. P-Breite   in II   *Ruhe*
40. P-Höhe   in II   *Ruhe*
41. PQ   in II   *Ruhe*
42. *QRS*   in V_4 *Ruhe*
43. *Negativitätsbeginn* in V_4 *Ruhe*
44. *QT*   in II   *Ruhe*
45. R/T   in V_4 Ruhe
46. *Herzfrequenz*   *6. min 60 Watt*
47. QRS   in V_4 6. min 60 Watt

Fortsetzung Tab. 1

48.	Negativitätsbeginn	in V_4	6. min 60 Watt
49.	R/T	in V_4	6. min 60 Watt
50.	Herzfrequenz		9. min 60 Watt
51.	QRS	in V_4	9. min 60 Watt
52.	Negativitätsbeginn	in V_4	9. min 60 Watt
53.	R/T	in V_4	9. min 60 Watt
54.	Herzfrequenz		18. min 60 Watt
55.	QRS	in V_4	18. min 60 Watt
56.	Negativitätsbeginn	in V_4	18. min 60 Watt
57.	R/T	in V_4	18. min 60 Watt
58.	Herzfrequenz		20 sec nach Belastung
59.	Herzfrequenz		2 min nach Belastung
60.	P-Breite	in II	2 min nach Belastung
61.	P-Höhe	in II	2 min nach Belastung
62.	PQ	in II	2 min nach Belastung
63.	QRS	in V_4	2 min nach Belastung
64.	Negativitätsbeginn	in V_4	2 min nach Belastung
65.	QT	in II	2 min nach Belastung
66.	R/T	in V_4	2 min nach Belastung
67.	Herzfrequenz		5 min nach Belastung
68.	*Herzfrequenz*		*pressorisch*
69.	QRS	in V_4	pressorisch
70.	Negativitätsbeginn	in V_4	pressorisch
71.	R/T	in V_4	pressorisch
72.	*Herzfrequenz*		*postpressorisch*
73.	P-Breite	in II	postpressorisch
74.	P-Höhe	in II	postpressorisch
75.	PQ	in II	postpressorisch
76.	QRS	in V_4	postpressorisch
77.	Negativitätsbeginn	in V_4	postpressorisch
78.	QT	in II	postpressorisch
79.	R/T	in V_4	postpressorisch
80.	*Herzfrequenz*		10 min Stehen
81.	P-Breite	in II	10 min Stehen
82.	P-Höhe	in II	10 min Stehen
83.	PQ	in II	10 min Stehen
84.	QRS	in V_4	10 min Stehen
85.	Negativitätsbeginn	in V_4	10 min Stehen
86.	QT	in V_4	10 min Stehen
87.	R/T	in V_4	10 min Stehen
88.	*Körpergewicht*		
89.	*Körpergröße*		
90.	Herzvolumen		
91.	*Vitalkapazität*		
92.	Tiffeneau		
93.	*Atemgrenzwert*		
94.	*Atemfrequenz*		*9. und 10. min Ruhe*
95.	Atemminutenvolumen		9. und 10. min Ruhe
96.	*Atemfrequenz*		*5. und 6. min 60 Watt*
97.	*Atemminutenvolumen*		*5. und 6. min 60 Watt*
98.	Atemfrequenz		8. und 9. min 60 Watt
99.	Atemminutenvolumen		8. und 9. min 60 Watt

Fortsetzung Tab. 1

100. Atemfrequenz	17. und 18. min 60 Watt
101. Atemminutenvolumen	17. und 18. min 60 Watt
102. Atemfrequenz	4. und 5. min nach Belastung
103. Atemminutenvolumen	4. und 5. min nach Belastung
104. O_2-*Verbrauch*	*9. und 10. min Ruhe*
105. O_2-*Verbrauch*	*5. und 6. min 60 Watt*
106. O_2-Verbrauch	8. und 9. min 60 Watt
107. O_2-Verbrauch	17. und 18. min 60 Watt
108. O_2-Verbrauch	4. und 5. min nach Belastung
109. Herzfrequenz	5. min 100 Watt
110. Herzfrequenz	5. min 150 Watt
111. Atemfrequenz	5. und 6. min 100 Watt
112. Atemminutenvolumen	5. und 6. min 100 Watt
113. O_2-Verbrauch	5. und 6. min 100 Watt

Die in die Faktorenanalyse einbezogenen Variablen sind durch Kursivschrift gekennzeichnet.

Tab. 2 Vergleich Gesunde–Infarktkranke (parallelisierte Gruppen)

	Gesunde			Infarktkranke			Zufallswahrscheinlichkeit des Mittelwertunterschiedes
	Anzahl	Mittelwert	Standardabweichung	Anzahl	Mittelwert	Standardabweichung	
Nervosität	20	11,00	6,12	20	14,35	8,74	
Aggressivität	20	4,75	3,73	20	5,75	2,81	
Depressivität	20	9,20	5,02	20	12,20	7,89	
Erregbarkeit	20	8,40	4,47	20	11,00	5,52	
Geselligkeit	20	14,85	6,64	20	15,75	6,76	
Gelassenheit	20	12,25	3,64	20	9,60	3,44	$< 0,05$
Dominanz	20	7,25	3,28	20	9,30	3,66	
Gehemmtheit	20	9,70	3,74	20	6,90	3,78	$< 0,05$
Offenheit	20	9,40	2,84	20	9,25	2,92	
Extraversion	20	11,25	4,78	20	13,45	5,17	
Emotionale Labilität	20	9,75	4,68	20	11,95	6,49	
Maskulinität	20	13,15	3,69	20	11,85	5,19	
Alter	20	46,86	6,16	20	47,23	6,74	
d_2 I	20	408,60	68,60	20	391,80	76,00	
d_2 II	20	385,50	63,50	20	365,30	67,90	
KLT I	20	85,80	26,90	20	75,30	24,40	
KLT II	20	74,90	25,10	20	65,50	23,30	
IST, ZR	20	6,60	3,44	20	6,05	3,35	
Flimmerverschmelzungsgrenze	20	1372,00	123,00	20	1297,00	107,00	$< 0,05$
Reaktionszeit	20	3,41	0,70	20	3,57	0,62	

Fortsetzung Tab. 2

	Gesunde Anzahl	Mittelwert	Standardabweichung	Infarktkranke Anzahl	Mittelwert	Standardabweichung	Zufallswahrscheinlichkeit des Mittelwertunterschiedes
Blutsenkungsreaktion 1. h	20	3,35	2,52	20	5,85	3,72	< 0,05
Blutsenkungsreaktion 2. h	20	8,70	5,73	20	14,90	9,06	< 0,05
Serumcholesterin	20	228,90	38,60	20	306,60	51,90	< 0,001
Serumharnsäure	20	6,01	0,96	19	5,93	1,05	
Dynamometer, Maximalleistung	20	120,30	18,10	19	112,80	27,80	
Dynamometer, Schätzung	20	78,50	53,70	19	89,20	35,20	
Dynamometer, Versuchszahl	20	5,05	1,79	19	3,95	1,31	< 0,05
RR systolisch Ruhe	20	131,30	13,85	20	127,20	12,62	
RR diastolisch Ruhe	20	78,00	8,34	20	84,00	9,26	< 0,05
RR systolisch 1. min Stehen	20	130,50	15,30	20	119,70	16,50	< 0,05
RR diastolisch 1. min Stehen	20	88,00	10,60	20	83,50	10,10	
RR systolisch 10. min Stehen	20	127,20	10,80	19	118,70	13,50	< 0,05
RR diastolisch 10. min Stehen	20	86,30	8,70	19	86,80	9,50	
RR systolisch vor Belastung	20	129,20	12,00	19	125,00	10,80	
RR diastolisch vor Belastung	20	81,30	8,90	19	83,70	7,40	
Herzfrequenz 10. min Ruhe	20	72,80	12,70	20	73,50	12,80	
PQ in II 10. min Ruhe	20	0,16	0,02	20	0,16	0,02	
QT in II 10. min Ruhe	20	0,37	0,03	20	0,37	0,04	
Herzfrequenz 6. min 60 Watt	20	101,30	12,30	20	104,40	12,70	
Herzfrequenz pressorisch	20	93,90	17,00	20	89,90	14,10	
Herzfrequenz postpressorisch	20	61,00	11,40	20	65,60	11,70	

Fortsetzung Tab. 2

	Gesunde Anzahl	Mittelwert	Standardabweichung	Infarktkranke Anzahl	Mittelwert	Standardabweichung	Zufallswahrscheinlichkeit des Mittelwertunterschiedes
Herzfrequenz 10. min Stehen	20	85,00	18,90	19	82,80	11,70	
PQ in II 10. min Stehen	20	0,15	0,02	18	0,15	0,02	
QT in II 10. min Stehen	20	0,34	0,04	17	0,35	0,03	
Körpergewicht	20	80,40	6,20	20	81,90	10,60	
Körpergröße	20	175,70	4,8	20	175,40	6,10	
Herzvolumen	20	849,20	134,50	19	863,80	121,30	
Vitalkapazität	20	4,85	0,48	20	4,55	0,66	
Tiffeneau	20	3,76	0,52	20	3,48	0,63	
Atemgrenzwert 15 sec	20	33,01	4,80	20	30,40	7,20	
Atemfrequenz 9. und 10. min Ruhe	20	25,30	7,80	20	28,40	5,90	
Atemminutenvolumen 9. und 10. min Ruhe	20	17,00	3,60	20	16,60	5,80	
Atemfrequenz 5. und 6. min 60 Watt	20	34,30	9,40	20	43,50	8,50	$< 0,01$
Atemminutenvolumen 5. und 6. min 60 Watt	20	48,30	6,00	20	56,40	12,70	$< 0,05$

Angabe des Alters in Jahren; der Blutsenkungsreaktion in mm; der Dynamometer-Maximalleistung und -Schätzung in 0,36 kg; der Blutdruckwerte in mm Hg; von PQ und QT in sec; des Körpergewichts in kg; der Körpergröße in cm.

Tab. 3   Vergleich Gesunde–Vegetativ Labile (parallelisierte Gruppen)

	Gesunde Anzahl	Mittelwert	Standardabweichung	Infarktkranke Anzahl	Mittelwert	Standardabweichung	Zufallswahrscheinlichkeit des Mittelwertunterschiedes
Nervosität	20	10,55	5,01	17	18,35	6,56	< 0,001
Aggressivität	20	5,70	3,20	17	5,94	3,34	
Depressivität	20	9,80	5,05	17	13,12	7,42	
Erregbarkeit	20	8,75	3,78	17	10,94	4,35	
Geselligkeit	20	16,20	6,39	17	13,00	7,00	
Gelassenheit	20	13,20	3,93	17	10,47	3,81	< 0,05
Dominanz	20	7,50	3,20	17	6,71	3,70	
Gehemmtheit	20	7,75	3,64	17	10,59	4,27	< 0,05
Offenheit	20	9,20	2,65	17	8,71	2,76	
Extraversion	20	12,75	4,80	17	10,71	5,57	
Emotionale Labilität	20	10,30	4,62	17	13,18	6,27	
Maskulinität	20	14,75	3,14	17	10,12	3,92	< 0,001
Alter	20	44,70	9,40	20	44,80	11,10	
d_2 I	20	423,60	80,60	20	406,80	95,50	
d_2 II	20	400,00	74,50	20	378,50	82,90	
KLT I	20	80,20	24,60	20	67,90	21,00	
KLT II	20	70,60	24,20	20	57,80	20,10	
IST, ZR	19	6,37	3,20	20	6,35	2,76	
Flimmerverschmelzungsgrenze	20	1403,00	106,00	19	1280,00	109,00	< 0,001
Reaktionszeit	20	3,23	0,63	19	4,04	0,88	< 0,01
Blutsenkungsreaktion 1. h	20	3,65	2,80	20	5,00	4,48	
Blutsenkungsreaktion 2. h	20	8,95	7,74	20	12,70	11,06	
Serumcholesterin	20	226,00	36,92	20	254,10	32,30	< 0,05
Serumharnsäure	20	5,67	0,73	20	5,58	0,89	
Dynamometer, Maximalleistung	20	122,30	22,20	19	115,90	28,10	
Dynamometer, Schätzung	20	75,00	33,30	19	79,70	24,40	
Dynamometer, Versuchszahl	20	4,50	1,70	19	5,00	2,50	
RR systolisch Ruhe	20	130,70	11,40	20	130,20	13,00	
RR diastolisch Ruhe	20	78,00	9,80	20	84,00	7,70	< 0,05
RR systolisch 1. min Stehen	18	131,10	12,60	19	127,40	13,50	

Fortsetzung Tab. 3

	Gesunde			Infarktkranke			Zufallswahrscheinlichkeit des Mittelwertunterschiedes
	Anzahl	Mittelwert	Standardabweichung	Anzahl	Mittelwert	Standardabweichung	
RR diastolisch 1. min Stehen	18	87,50	11,90	19	90,80	8,90	
RR systolisch 10. min Stehen	18	128,10	10,50	20	124,00	12,20	
RR diastolisch 10. min Stehen	18	85,30	10,10	20	90,80	7,30	
RR systolisch vor Belastung	20	130,70	9,60	20	133,50	12,50	
RR diastolisch vor Belastung	20	81,50	10,00	20	85,80	8,00	
Herzfrequenz Ruhe	20	72,10	10,40	20	70,30	9,30	
P-Höhe in II Ruhe	20	0,65	0,20	19	0,81	0,27	$< 0,05$
PQ in II Ruhe	20	0,16	0,02	19	0,15	0,01	
QRS in V_4 Ruhe	20	0,080	0,009	20	0,085	0,009	
Negativitätsbeginn in V_4 Ruhe	20	0,035	0,006	20	0,036	0,006	
QT in II Ruhe	20	0,37	0,03	19	0,37	0,02	
Herzfrequenz pressorisch	20	96,20	13,10	17	93,80	13,40	
Herzfrequenz postpressorisch	20	60,60	9,50	17	58,00	7,80	
Herzfrequenz 10. min Stehen	20	84,90	13,00	19	87,00	10,70	
P-Höhe in II 10. min Stehen	20	0,73	0,27	19	0,83	0,24	
PQ in II 10. min Stehen	20	0,15	0,02	19	0,14	0,01	
QRS in V_4 10. min Stehen	20	0,082	0,010	18	0,082	0,009	
Negativitätsbeginn in V_4 10. min Stehen	19	0,034	0,008	18	0,034	0,009	
QT in II 10. min Stehen	20	0,35	0,03	18	0,35	0,02	
Körpergewicht	20	78,30	9,00	20	74,80	12,00	
Körpergröße	20	174,40	5,70	20	172,30	5,12	
Vitalkapazität	20	4,78	0,58	20	4,49	0,73	
Tiffeneau	20	3,73	0,48	19	3,69	0,69	
Atemgrenzwert 15 sec	20	33,20	5,00	20	30,70	8,10	

Tab. 4 Vergleich Infarktkranke–Vegetativ Labile (parallelisierte Gruppen)

	Infarktkranke Anzahl	Mittelwert	Standardabweichung	»Vegetativ Labile« Anzahl	Mittelwert	Standardabweichung	Zufallswahrscheinlichkeit des Mittelwertunterschiedes
Nervosität	20	13,85	8,59	17	18,35	6,56	
Aggressivität	20	5,35	3,28	17	5,94	3,34	
Depressivität	20	10,25	8,07	17	13,12	7,42	
Erregbarkeit	20	9,25	5,58	17	10,94	4,35	
Geselligkeit	20	14,85	5,92	17	13,00	7,00	
Gelassenheit	20	10,75	4,82	17	10,47	3,81	
Dominanz	20	8,35	3,39	17	6,71	3,70	
Gehemmtheit	20	6,95	4,35	17	10,59	4,27	$< 0,05$
Offenheit	20	8,65	2,98	17	8,71	2,76	
Extraversion	20	12,20	4,72	17	10,71	5,57	
Emotionale Labilität	20	9,80	6,77	17	13,18	6,27	
Maskulinität	20	12,60	4,93	17	10,12	3,92	
Alter	20	45,65	9,02	20	44,80	11,10	
d_2 I	20	424,30	86,00	20	406,80	95,50	
d_2 II	20	395,40	84,40	20	378,50	82,90	
KLT I	19	76,20	26,50	20	67,90	21,00	
KLT II	20	64,50	26,40	20	57,80	20,10	
IST, ZR	20	7,25	3,43	20	6,35	2,76	
Flimmerverschmelzungsgrenze	20	1285,00	115,00	19	1280,00	109,00	
Reaktionszeit	19	3,73	0,68	19	4,04	0,88	
Blutsenkungsreaktion 1. h	20	4,35	3,30	20	5,00	4,48	
Blutsenkungsreaktion 2. h	20	11,35	8,17	20	12,70	11,06	
Serumcholesterin	20	299,30	52,20	20	254,10	32,30	$< 0,01$
Serumharnsäure	18	5,69	1,04	20	5,58	0,89	
Dynamometer, Maximalleistung	20	117,40	27,60	19	115,90	28,10	
Dynamometer, Schätzung	20	88,60	30,10	19	79,7	24,40	
Dynamometer, Versuchszahl	20	4,80	2,07	19	5,00	2,50	
RR systolisch Ruhe	20	132,20	15,00	20	130,20	13,00	
RR diastolisch Ruhe	20	85,00	11,10	20	84,00	7,70	

Fortsetzung Tab. 4

	Infarktkranke			»Vegetativ Labile«			Zufallswahrscheinlichkeit des Mittelwertunterschiedes
	Anzahl	Mittelwert	Standardabweichung	Anzahl	Mittelwert	Standardabweichung	
RR systolisch 1. min Stehen	18	126,10	12,10	19	127,40	13,50	
RR diastolisch 1. min Stehen	18	87,50	9,00	19	90,80	8,90	
RR systolisch 10. min Stehen	18	122,50	10,50	20	124,80	12,20	
RR diastolisch 10. min Stehen	18	91,40	18,00	20	90,80	7,30	
RR systolisch vor Belastung	19	131,80	15,40	20	133,50	12,50	
RR diastolisch vor Belastung	19	86,80	9,00	20	85,80	8,00	
Herzfrequenz Ruhe	19	73,60	12,90	20	70,30	9,30	
PQ in II Ruhe	19	0,16	0,02	19	0,15	0,01	
QT in II Ruhe	19	0,38	0,04	19	0,37	0,02	
Herzfrequenz pressorisch	18	90,60	17,30	17	93,80	13,40	
Herzfrequenz postpressorisch	18	62,40	10,40	17	58,00	7,80	
Herzfrequenz 10. min Stehen	17	81,90	13,80	19	87,00	10,70	
PQ in II 10. min Stehen	17	0,15	0,02	19	0,14	0,01	
QT in II 10. min Stehen	17	0,36	0,04	18	0,34	0,02	
Körpergewicht	20	82,60	11,80	20	74,80	12,00	< 0,05
Körpergröße	20	176,30	4,70	20	172,30	5,12	< 0,05
Vitalkapazität	19	4,54	0,66	20	4,49	0,73	
Tiffeneau	18	3,56	0,56	19	3,69	0,69	
Atemgrenzwert	19	32,10	7,60	20	30,70	8,10	

Tab. 5 Psychologischer Vergleich Gesunde–Infarktkranke (nicht parallelisierte Gruppen)

	Gesunde Anzahl	Mittelwert	Standardabweichung	Infarktkranke Anzahl	Mittelwert	Standardabweichung	Zufallswahrscheinlichkeit des Mittelwertunterschiedes
Alter	60	43,90	6,80	45	48,10	7,60	$< 0,01$
Nervosität	59	9,90	5,62	44	15,11	8,28	$< 0,001$
Aggressivität	59	4,88	3,75	44	5,32	3,16	
Depressivität	59	8,19	5,95	44	10,93	7,32	$< 0,05$
Erregbarkeit	59	8,54	4,53	44	9,39	5,24	
Geselligkeit	59	15,41	5,72	44	15,20	6,91	
Gelassenheit	59	12,69	3,54	44	11,10	4,07	$< 0,05$
Dominanz	59	7,70	3,94	44	8,27	3,67	
Gehemmtheit	59	7,92	4,13	44	7,71	4,65	
Offenheit	59	8,68	2,95	44	9,11	2,77	
Extraversion	59	11,47	4,33	44	12,61	5,44	
Emotionale Labilität	59	8,86	5,10	44	10,68	6,06	
Maskulinität	59	14,66	3,55	44	12,00	4,82	$< 0,01$
d_2 I	59	432,10	69,90	45	412,40	81,70	
d_2 II	59	406,30	65,30	45	384,50	75,90	
KLT I	60	87,20	27,70	44	76,50	26,20	$< 0,05$
KLT II	60	78,10	26,20	44	65,40	24,70	$< 0,05$
IST, ZR	59	7,29	3,50	42	6,48	3,28	
Flimmerverschmelzungsgrenze	60	1371,00	110,00	45	1280,00	114,00	$< 0,001$
Reaktionszeit	60	3,33	0,65	44	3,65	0,65	$< 0,05$

Tab. 6 Psychologischer Vergleich Gesunde–Vegetativ Labile (nicht parallelisierte Gruppen)

	Gesunde Anzahl	Mittelwert	Standardabweichung	»Vegetativ Labile« Anzahl	Mittelwert	Standardabweichung	Zufallswahrscheinlichkeit des Mittelwertunterschiedes
Alter	60	43,90	6,80	20	44,80	11,10	
Nervosität	59	9,90	5,62	17	18,35	6,56	< 0,001
Aggressivität	59	4,88	3,75	17	5,94	3,34	
Depressivität	59	8,19	5,95	17	13,12	7,42	< 0,01
Erregbarkeit	59	8,54	4,53	17	10,94	4,35	
Geselligkeit	59	15,41	5,72	17	13,00	7,00	
Gelassenheit	59	12,69	3,54	17	10,47	3,81	< 0,05
Dominanz	59	7,70	3,94	17	6,71	3,70	
Gehemmtheit	59	7,92	4,13	17	10,59	4,27	< 0,05
Offenheit	59	8,68	2,95	17	8,71	2,76	
Extraversion	59	11,47	4,33	17	10,71	5,57	
Emotionale Labilität	59	8,86	5,10	17	13,18	6,27	< 0,01
Maskulinität	59	14,66	3,55	17	10,12	3,92	< 0,001
d_2 I	59	432,10	69,90	20	406,80	95,50	
d_2 II	59	406,30	65,30	20	378,50	82,90	
KLT I	60	87,20	27,70	20	67,90	21,00	< 0,01
KLT II	60	78,10	26,20	20	57,80	20,10	< 0,001
IST, ZR	59	7,29	3,50	20	6,35	2,76	
Flimmerverschmelzungsgrenze	60	1371,00	110,00	19	1280,00	109,00	< 0,01
Reaktionszeit	60	3,35	0,65	19	4,04	0,88	< 0,001

Tab. 7 Psychologischer Vergleich Infarktkranke–Vegetativ Labile (nicht parallelisierte Gruppen)

	Infarktkranke			»Vegetativ Labile«			Zufallswahrscheinlichkeit des Mittelwertunterschiedes
	Anzahl	Mittelwert	Standardabweichung	Anzahl	Mittelwert	Standardabweichung	
Alter	45	48,10	7,10	20	44,80	11,10	
Nervosität	44	15,11	8,28	17	18,35	6,56	
Aggressivität	44	5,32	3,16	17	5,94	3,34	
Depressivität	44	10,93	7,32	17	13,12	7,42	
Erregbarkeit	44	9,39	5,24	17	10,94	4,35	
Geselligkeit	44	15,20	6,91	17	13,00	7,00	
Gelassenheit	44	11,10	4,07	17	10,47	3,81	
Dominanz	44	8,27	3,67	17	6,71	3,70	
Gehemmtheit	44	7,71	4,65	17	10,59	4,27	$< 0,05$
Offenheit	44	9,11	2,77	17	8,71	2,76	
Extraversion	44	12,61	5,44	17	10,71	5,57	
Emotionale Labilität	44	10,68	6,06	17	13,18	6,27	
Maskulinität	44	12,00	4,82	17	10,12	3,92	
d_2 I	45	412,40	81,70	20	406,80	95,50	
d_2 II	45	384,50	75,90	20	378,50	82,90	
KLT I	44	76,50	26,20	20	67,90	21,00	
KLT II	44	65,40	24,70	20	57,80	20,10	
IST, ZR	42	6,48	3,28	20	6,35	2,76	
Flimmerverschmelzungsgrenze	45	1280,00	114,00	19	1280,00	109,00	
Reaktionszeit	44	3,65	0,65	19	4,04	0,88	

Tab. 8 *Interkorrelationen der Herzfrequenzmessungen bei Gesunden*

	HF Ruhe	HF 6. min 60 Watt	HF 9. min 60 Watt	HF 18. min 60 Watt	HF 5. min nach Belastung	HF pressorisch	HF post-pressorisch	HF 10. min Stehen	HF 5. min 100 Watt	HF 5. min 150 Watt
HF Ruhe	×									
HF 6. min 60 Watt	.71 (59)	×								
HF 9. min 60 Watt	.70 (59)	.94 (59)	×							
HF 18. min 60 Watt	.70 (59)	.90 (59)	.93 (59)	×						
HF 5. min nach Belastung	.81 (56)	.83 (56)	.83 (56)	.88 (56)	×					
HF pressorisch	.77 (60)	.59 (59)	.56 (59)	.53 (59)	.60 (56)	×				
HF postpressorisch	.76 (60)	.43 (59)	.41 (59)	.37 (59)	.44 (56)	.05 (60)	×			
HF 10. min Stehen	.72 (60)	.72 (59)	.65 (59)	.70 (59)	.78 (56)	.67 (60)	.20 (60)	×		
HF 5. min 100 Watt	.67 (56)	.91 (56)	.90 (56)	.89 (56)	.81 (53)	.59 (56)	.02 (56)	.67 (56)	×	
HF 5. min 150 Watt	.53 (36)	.73 (36)	.67 (36)	.75 (36)	.64 (34)	.52 (36)	.04 (36)	.46 (36)	.79 (36)	×

In den Klammern wird jeweils die Gruppenfrequenz angegeben.

Tab. 9 Korrelationen zwischen Herzfrequenzmessungen und einigen somatischen Variablen bei Gesunden

Gesunde	Alter	Körper-gewicht	Körper-größe	Herz-volumen	RR systolisch	RR diastolisch	Dynamo-meter	Vital-kapazität	Tiffeneau	Atem-grenzwert
HF Ruhe	-.194 (N = 60)	.066 (N = 60)	-.185 (N = 60)	-.176 (N = 59)	.212 (N = 59)	.256 (N = 59)	.084 (N = 60)	.018 (N = 60)	.007 (N = 60)	.034 (N = 60)
HF 60 Watt	-.140 (N = 59)	-.012 (N = 59)	-.218 (N = 59)	-.297 (N = 59)	.144 (N = 58)	.182 (N = 58)	.002 (N = 59)	.024 (N = 59)	-.048 (N = 59)	.008 (N = 59)
HF pressorisch	-.170 (N = 60)	.050 (N = 60)	-.034 (N = 60)	.021 (N = 59)	.284 (N = 59)	.213 (N = 59)	.195 (N = 60)	.042 (N = 60)	.022 (N = 60)	-.080 (N = 60)
HF postpressorisch	-.070 (N = 60)	-.028 (N = 60)	-.237 (N = 60)	-.192 (N = 59)	.095 (N = 59)	.181 (N = 59)	-.064 (N = 60)	-.067 (N = 60)	-.181 (N = 60)	-.013 (N = 60)
HF 10. min Stehen	-.324 (N = 60)	.095 (N = 60)	.025 (N = 60)	-.124 (N = 59)	.114 (N = 59)	.047 (N = 59)	.177 (N = 60)	.091 (N = 60)	.002 (N = 60)	.086 (N = 60)
HF 100 Watt	-.193 (N = 56)	-.073 (N = 56)	-.276 (N = 56)	-.334 (N = 56)	.187 (N = 55)	.147 (N = 55)	-.046 (N = 56)	-.095 (N = 56)	-.068 (N = 56)	-.021 (N = **56**)
HF 150 Watt	-.047 (N = 36)	-.297 (N = 36)	-.439 (N = 36)	-.390 (N = 36)	.107 (N = 35)	.387 (N = 35)	-.130 (N = 36)	-.314 (N = 36)	-.212 (N = 36)	-.354 (N = 36)

In den Klammern wird jeweils die Gruppenfrequenz angegeben.

Tab. 10 Korrelationen zwischen 60-Watt-Puls und einigen somatischen Variablen bei 20 Infarktkranken

	Alter	Körper-gewicht	Körper-größe	Herz-volumen	RR systolisch	RR diastolisch	Dynamo-meter	Vital-kapazität	Tiffeneau	Atem-grenzwert
HF 6. min 60 Watt	-.27	-.42	-.40	-.09	.06	.02	.02	.04	.11	.04

Tab. 11   Mittelwerte und Standardabweichungen der Infarktkranken, die 100 Watt absolvieren

Alter	M = 46,2	σ = 7,1
HF vor Belastung	M = 73,9	σ = 12,3
HF 10. min Stehen	M = 85,3	σ = 12,1
HF nach Test	M = 87,0	σ = 15,6
HF 60 Watt	M = 107,3	σ = 14,6
HF 100 Watt	M = 126,8	σ = 18,1

Tab. 12   Interkorrelationen der Herzfrequenzmessungen bei Infarktkranken

	HF vor Belastung	HF 10. min Stehen	HF nach Test	HF 60 Watt	HF 100 Watt
HF vor Belastung	×				
HF 10. min Stehen	.86	×			
HF nach Test	.76	.83	×		
HF 60 Watt	.74	.80	.79	×	
HF 100 Watt	.70	.60	.68	.95	×

Tab. 13   Punktbiseriale Korrelationen der Herzfrequenzmessungen mit dem Alternativkriterium der Belastbarkeit

	HF vor Belastung	HF 10. min Stehen	HF nach Test	HF 60 Watt	HF 100 Watt
Alternativkriterium	.35	.31	.25	.37	.37

Die statistischen Berechnungen wurden an der Rechenanlage der Universität Freiburg durchgeführt. Für Beratung und Hilfe ist der Autor Privat-Dozent Dr. FAHRENBERG zu Dank verpflichtet.

Forschungsberichte des Landes Nordrhein-Westfalen

Herausgegeben im Auftrage des Ministerpräsidenten Heinz Kühn
von Staatssekretär Professor Dr. h. c. Dr. E. h. Leo Brandt

Sachgruppenverzeichnis

Acetylen · Schweißtechnik
Acetylene · Welding gracitice
Acétylène · Technique du soudage
Acetileno · Técnica de la soldadura
Ацетилен и техника сварки

Arbeitswissenschaft
Labor science
Science du travail
Trabajo científico
Вопросы трудового процесса

Bau · Steine · Erden
Constructure · Construction material ·
Soilresearch
Construction · Matériaux de construction ·
Recherche souterraine
La construcción · Materiales de construcción ·
Reconocimiento del suelo
Строительство и строительные материалы

Bergbau
Mining
Exploitation des mines
Minería
Горное дело

Biologie
Biology
Biologie
Biologia
Биология

Chemie
Chemistry
Chimie
Quimica
Химия

Druck · Farbe · Papier · Photographie
Printing · Color · Paper · Photography
Imprimerie · Couleur · Papier · Photographie
Artes gráficas · Color · Papel · Fotografía
Типография · Краски · Бумага · Фотография

Eisenverarbeitende Industrie
Metal working industry
Industrie du fer
Industria del hierro
Металлообрабатывающая промышленность

Elektrotechnik · Optik
Electrotechnology · Optics
Electrotechnique · Optique
Electrotécnica · Optica
Электротехника и оптика

Energiewirtschaft
Power economy
Energie
Energía
Энергетическое хозяйство

Fahrzeugbau · Gasmotoren
Vehicle construction · Engines
Construction de véhicules · Moteurs
Construcción de vehículos · Motores
Производство транспортных средств

Fertigung
Fabrication
Fabrication
Fabricación
Производство

Funktechnik · Astronomie
Radio engineering · Astronomy
Radiotechnique · Astronomie
Radiotécnica · Astronomía
Радиотехника и астрономия

Gaswirtschaft
Gas economy
Gaz
Gas
Газовое хозяйство

Holzbearbeitung
Wood working
Travail du bois
Trabajo de la madera
Деревообработка

Hüttenwesen · Werkstoffkunde
Metallurgy · Materials research
Métallurgie · Matériaux
Metalurgia · Materiales
Металлургия и материаловедение

Kunststoffe
Plastics
Plastiques
Plásticos
Пластмассы

Luftfahrt · Flugwissenschaft
Aeronautics · Aviation
Aéronautique · Aviation
Aeronáutica · Aviación
Авиация

Luftreinhaltung
Air-cleaning
Purification de l'air
Purificación del aire
Очищение воздуха

Maschinenbau
Machinery
Construction mécanique
Construcción de máquinas
Машиностроительство

Mathematik
Mathematics
Mathématiques
Matemáticas
Математика

Medizin · Pharmakologie
Medicine · Pharmacology
Médecine · Pharmacologie
Medicina · Farmacología
Медицина и фармакология

NE-Metalle
Non-ferrous metal
Metal non ferreux
Metal no ferroso
Цветные металлы

Physik
Physics
Physique
Física
Физика

Rationalisierung
Rationalizing
Rationalisation
Racionalización
Рационализация

Schall · Ultraschall
Sound · Ultrasonics
Son · Ultra-son
Sonido · Ultrasónico
Звук и ультразвук

Schiffahrt
Navigation
Navigation
Navegación
Судоходство

Textilforschung
Textile research
Textiles
Textil
Вопросы текстильной промышленности

Turbinen
Turbines
Turbines
Turbinas
Турбины

Verkehr
Traffic
Trafic
Tráfico
Транспорт

Wirtschaftswissenschaften
Political economy
Economie politique
Ciencias económicas
Экономические науки

Einzelverzeichnis der Sachgruppen bitte anfordern

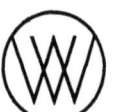

Westdeutscher Verlag · Köln und Opladen
567 Opladen/Rhld., Ophovener Straße 1–3, Postfach 1620

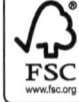

MIX
Papier aus verantwortungsvollen Quellen
Paper from responsible sources
FSC® C105338

If you have any concerns about our products,
you can contact us on
ProductSafety@springernature.com

In case Publisher is established outside the EU,
the EU authorized representative is:
**Springer Nature Customer Service Center GmbH
Europaplatz 3, 69115 Heidelberg, Germany**

Printed by Libri Plureos GmbH
in Hamburg, Germany